CLIMAT

ET

EAUX MINÉRALES

D'AUTRICHE-HONGRIE

PAR

Le Dr A. LABAT

Ex-Président de la Société d'hydrologie de Paris
et membre de la Société d'hydrologie de Madrid, Turin
de la Société géologique de France, etc.
Vice-Président de la Société météorologique
Membre de la Société de médecine de Belgique
Médaille d'Or de l'Académie de Médecine.

PARIS

LIBRAIRIE J.-B. BAILLIÈRE ET FILS

19, RUE HAUTEFEUILLE

1903

CLIMAT

DES

EAUX MINÉRALES

D'AUTRICHE-HONGRIE

CLIMAT

ET

EAUX MINÉRALES

D'AUTRICHE-HONGRIE

PAR

Le Dr A. LABAT

Ex-Président de la Société d'hydrologie de Paris
et membre de la Société d'hydrologie de Madrid, Turin
de la Société géologique de France, etc.
Vice-Président de la Société météorologique
Membre de la Société de médecine de Belgique
Médaille d'Or de l'Académie de Médecine.

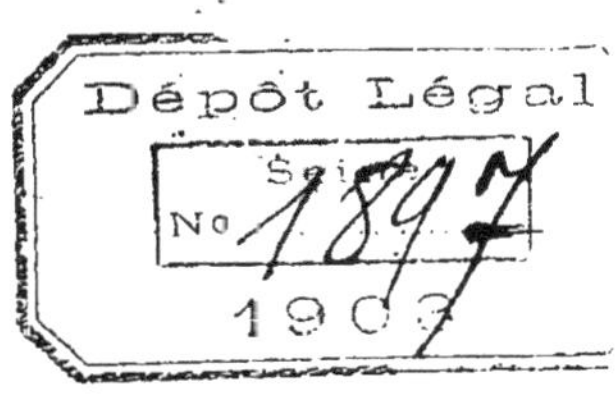

PARIS

LIBRAIRIE J.-B. BAILLIÈRE ET FILS

19, RUE HAUTEFEUILLE

1903

A MADAME LA COMTESSE DE PARIS

EN SOUVENIR

DU DUC DE MONTPENSIER

MON CAMARADE AU LYCÉE HENRI IV

A LA PRINCESSE LOUISE DE FRANCE

GEERHTESTE HERREN COLLEGEN

Seien sie meines danks versichert für ihren guten
empfang und ihre liebenswürdigkeit.

Ich habe ungefähr alle die Curstädte, Während
der Curzeit, besucht, starke fortschritte bemerkt
und einen wunder ausswung constatirt. Überall die
Verwaltung hat neue einriehtungen geshaffen und
keinerlei mühen und kosten gescheut die curorten
auf grosser höhe zu erhalten.

Die Balneologie hat grosse entwickelung genom-
nen ; die Ungarische bäder, durch eine neue ver-
besserung, ganz umgewandelt sind.

Die frequenz wird ausserordenlich vergrössert.

Da sind in Osterreich viele hochberge, das clima
und die geologische verhältnisse eine wichtige rolle
spielen.

Nach meiner untersuchung die temperatur der
quellen, seit 4o Jahre, unterliegt nur geringen
schwankungen.

Wenn man eine ältere analyse mit einer neuen
vergleicht die differenzen sind klein.

Eine schwerigkeit zeigt sich für die anordnung
der quellen nach classen ; die chemische scheint
mir unmöglisch in betracht der complexität der
elementen.

In dieser hinsicht ich muss die vertheilung nach
regionen folgen lassen.

Alle arten von curen gebraucht ; die molken curen
und die moarbäder von hoher bedeutung geworden
sind.

Die wintercur gegenwärtig in Carlsbad, Teplitz, etc., mit gutem erfolg gebraucht vird.

Das diätetische regimen in Böhmen ist immer, aber nicht so streng, beobachtet.

In grossartiger bergenwelt leben einfach und geraüschloss.

Osterreich ist ein central punkt in Europa ; woher die reise gelegenheiten.

Jn Böhmen, in Alpen, in Carpathen man findet manche curorten reich an landshaftlichen reizen und Schöneiten, von promenadewegen durchzogen.

Alles bietet was man wünschen mag.

Viele curstädte verdienen einen hohen platz an der spitze der bäder von Europa.

Osterreich Schönes land, gute leute ! Susse erinnerung !

INTRODUCTION

Histoire. — Un coup d'œil sur les origines de l'empire d'Autriche nous a paru utile pour bien comprendre la diversité des races, du langage et des mœurs et coutumes.

Double origine romaine et germaine ; toute la partie au-dessous du Danube était province romaine : la Vénétie avait pour capitale *Aquilea* (100.000 âmes), la Dalmatie *Salone*, deux grandes villes en ruines. La Rhétie orientale, partie du Tyrol ; le Norique, la Pannonie, capitale *Sirmium*, très étendue, partie de la Hongrie ; la Dacie, correspondant à la Transylvanie et à la Roumanie ; la superbe colonne Trajane, à Rome, rappelle cette conquète ; la Liburnie (Croatie).

En Bohême, c'est une tribu gauloise (600 av. J.-C.), puis une tribu germaine, les Marcomans. Partout les invasions barbares : en Hongrie les Magyars sont venus après les Avares, en dernier les Turcs.

Les débuts de l'Autriche sont modestes, le Duché ; puis un empire agrandi par les conquètes et les mariages. La dynastie des Habsbourgs donne des empereurs à l'Allemagne.

Au xvi° s., c'est l'apogée : l'Empire, uni à l'Espagne, comprend une bonne partie de l'Europe dont l'équilibre est défendu par la France et l'Angleterre, avec l'alliance des protestants.

Les deux Napoléon, à la suite de Marengo et de Solférino, ont diminué l'Empire d'Autriche et Sadowa l'a exclu de l'Allemagne. L'annexion de la Bosnie n'est qu'une faible compensation.

Ceci posé, la diversité des races s'explique : les Allemands dans le Tyrol et sur le versant Nord des Alpes, dans la haute et basse Autriche ; les Magyars en Hongrie ; les Tchèques en Bohême ; les Polonais et les Ruthènes en Galicie ; les Roumains en Transylvanie ; les Italiens à Trieste et en Dalmatie ; les Croates et les Turcs.

Les peuples d'origine slave sont les plus nombreux ; les Allemands dépassent 10 millions ; viennent ensuite les Magyars, etc.

Ceci explique bien les grandes querelles du Parlement.

En ce qui concerne notre sujet, nous y trouvons la cause des différences des stations thermales dans leur physionomie, dans leurs usages, dans le régime et dans la cure.

Géographie. — L'Autriche, de forme irrégulière, est au centre de l'Europe ; entourée par les États Allemands, la Pologne, les États Danubiens, elle ne respire que par l'Adriatique ; Trieste est pour elle une question vitale.

Ses plaines sont arrosées par le Danube et ses grands affluents (Drave, Save, Raab, Waag, Theiss) ; de plus, par les cours d'eau qui vont au Nord ; les plaines de la Hongrie sont les plus vastes.

Le pays montagneux est, de beaucoup, le plus étendu : Alpes Centrales et chaînes secondaires ; Carpathes en cercle autour de la plaine Hongroise ; plateaux montagneux de la Bohême et de la Transylvanie ; partout des sites pittoresques.

Il sera question, plus loin, des lacs et des forêts à propos des diverses régions.

Climat. — Cet aperçu géographique montre,

par avance, qu'il n'y a rien de général sur le climat.

Au Sud, la côte d'Istrie, vers le 46° de latitude, protégée par les Alpes Juliennes, a quelque analogie avec la *Riviera*; cette dernière 2 à 3° plus au Sud et mieux abritée par les Alpes et les Apennins.

D'où les stations d'hiver :

Abbazia. — Sur la ligne Trieste-Fiume, au fond du golfe, protégée au N.-O., ouverte au S.-E ; moyenne annuelle 14° ; hiver 9° (chiffre inexact); pluies fréquentes, vent N.-E. (*Bora*), incommode. Bonne installation d'hôtels pour l'hiver. Prospérité croissante.

Goritz. — Près l'ancienne Aquilea; climat analogue à celui de Venise.

Ces villes d'hiver ont leur valeur, non comparables à la Provence ; objecte-t on le vent du Mistral, nous répondons par la Bora, fléau de la côte d'Istrie.

Méran. — Sur la ligne du Brenner, au S.-E. des Alpes, est connu depuis longtemps et bien disposé pour l'hiver; protégé par le *Küchelberg* et défendu des vents froids. Climat sec ; journées d'été assez chaudes ; l'hiver, insolation courte et moyenne de Paris. Cures de raisin, petit-lait.

Analogie avec Montreux. Les vertus de ces climats, assez froids l'hiver, ont été exagérées un peu pour les besoins de la cause.

Ici les arguments mis en avant pour les altitudes ne sont plus applicables.

On y traite avec quelques succès les maladies des voies aériennes.

La présence des montagnes a permis l'existence de nombreuses stations d'été. Les Alpes s'élèvent jusqu'à 3-4.000 m.; dans le massif central des Carpathes, jusque vers 2.500.

J'appelle l'attention sur celles des Carpathes qui ont subi, dans ces dernières années, les plus heureuses transformations. Celle de la Tatra en première ligne : alt. 12-1.500 m.; eaux de montagne très pures (3-4° hydrotimétriques); établissements hydrothérapiques avec appareils modernes ; *sanatoria*; promenades bien tracées au milieu des forêts, émanations des arbres résineux. Eaux gazeuses pour boisson; lait des troupeaux de la montagne.

Progrès en Transylvanie.

Sol. — Il s'agit d'un pays à la fois agricole et industriel : céréales de Hongrie et de Galicie ; vins de Hongrie et d'Autriche; élevage pour l'exportation. Les chevaux hongrois, que j'ai vus errer en troupeaux sur les bords du Danube et manœuvrer sous le harnais, méritent leur renommée.

Les métaux abondent (comme en Saxe, en Silésie), en Bohême, Hongrie, jusqu'en Bosnie et le mercure du côté de l'Adriatique. Il y a du sel gemme en montagnes dans les Alpes, en Galicie sur la route des fameuses salines de Wielieska, Pologne ; des gîtes houillers et pétrolifères ; enfin les pierres précieuses de la Transylvanie.

Nous avons plusieurs fois signalé la corrélation des gîtes métallifères et des eaux minérales.

Presque tous les terrains y sont représentés :

Alluvions des plaines de Galicie et de Hongrie et sur les bords des fleuves. Dans le pliocène du bassin de Vienne, couches à congéries; dans le miocène du même bassin, fossiles analogues à ceux de Paris. Eocène des deux versants des Carpathes.

Le crétacé au N. de la Bohême et le long de l'Adriatique. Le jurassique, le lias et le trias sur les versants des Alpes; calcaire oolithique des Carpathes.

Les schistes cristallins et le granite dans les Alpes, en Bohême, etc.

Enfin, les roches éruptives en Bohême, aux Carpathes, en Transylvanie : basaltes, phonolithes, trachyte andésite ; analogues à celles d'Auvergne, Berzélius l'avait dit.

Point de volcans actifs ou modernes.

Quelques tremblements de terre parmi lesquels 1868 et 73, dont quelques sources minérales ont souffert. Les centres d'ébranlement étaient au bord des montagnes.

Le grand refoulement des Carpathes paraît dater de la fin de l'éocène de même que ceux des Alpes, Apennins, Pyrénées. De là des ruptures et des accidents connus sous le nom de *Klippen*.

Or les ruptures de l'écorce terrestre pendant la période tertiaire, dues à l'apparition des roches éruptives signalées plus haut, donnent la clef de l'émergence des eaux thermo-minérales. Nous verrons qu'elles sont nombreuses et variées particulièrement en Hongrie. Ces dernières, longtemps ignorées, commencent à être mieux connues.

EAUX MINÉRALES

Un seul mot des bains de mer : le littoral Autrichien, très borné, possède en Istrie le bain d'Abbazia, ville d'hiver ; sur le littoral Hongrois, Fiume est un port de commerce ; mais *Cirkvenica* est très à la mode. Grand hôtel, bonne plage de sable. En Dalmatie, peu d'installations de ce genre ; il y a cependant quelques ports importants tels que Zara, Spalato, Raguse, Cattaro. Dans le golfe de l'Adriatique, peu de marée, peu de vagues et trop de lagunes.

La Hongrie a ses lacs : lac Balaton ou mer Hongroise, belle nappe de 85 kil. en longueur, entourée de collines et de montagnes ; hôtels et villas disposés pour recevoir une société aristocratique.

L'eau du lac est un peu minéralisée, d'une température de 22 à 24° en été. La boue est grise, calcaréo-siliceuse, et passe pour résolutive. La chaleur de l'été est tempérée par les brises ; il y a souvent des vagues.

Balaton-Füred. — Est une petite ville thermale très courue, très coquette, située au N. O. du lac, à une centaine de kil. de Pesth par voie ferrée et bateau.

Lat. 47°, alt. 150 m. Climat tempéré. Contrée riante et fertile, vignes sur les coteanx.

La source sort du calcaire à 12°, avec un débit voisin de 1000 mèt. cubes, minéralisation faible, gaz CO_2 plus d'un V.

Les indications répondent à celles des eaux gazeuses fortes. Le climat joue un grand rôle. Séjour charmant et hygiénique à la portée des habitants de Pesth.

Les lacs sodiques constituent un phénomène assez spécial à la Hongrie. Ils sont nombreux ; je citerai *Ferto* et *Palics* les plus grands. Les sels sodiques sont des carbonates, des chlorures et des sulfates. La densité dépasse souvent celle de l'eau de mer. Les efflorescences sodiques ont été utilisées en industrie.

J'ai vu ces mêmes dépôts aux environs de Naples, surtout au lac d'Agnano.

En Autriche, comme en Allemagne, les villes

d'eaux sont de plus en plus suivies ; le nombre des clients est au moins doublé depuis 25 ans. Les *Curtax* et *Musiktax* sont majorées dans la même proportion. Reconnaissons que l'entretien des voies et promenades laisse peu à souhaiter.

De nouveaux hôtels très vastes offrent tout le confort désirable et de nouveaux bains tels que le Kaiserbad de Carlsbad, le Neubad de Marienbad sont dans le genre de ceux d'Allemagne.

Classement. — Beaucoup d'eaux chaudes, Pesth jusqu'à 65° et Carlsbad jusqu'à 74°. Ces mêmes sources ont un débit énorme.

Presque toutes les classes sont représentées : thermales simples (*acratothermen*) dont Gastein, dans les Alpes, Tâtra Fured sont des types ; gazeuses fortes (CO^2 1 v. 1/2), Giesshübel, Tâtra Fured. — Eaux salées très nombreuses, souvent très chargées, le long des Alpes, en Hongrie. — Eaux amères en Bohême, en Hongrie.

Eaux alcalines très fortes en Hongrie ; *Kovaszna*, 10 gram. de bicarb. sodique. Elles sont généralement mixtes : sulfate de soude en Bohême, à Rohitsch ; sel marin à Gleichenberg, à Lipik ; sels terreux à *Borszek* en Transylvanie.

Les sulfurées froides et chaudes abondent aux Carpathes. Beaucoup sont, en même temps, chlorurées, telles *Mehadia Szobrancz* ; quelques-unes même, chlorurées fortes ; d'autres, en même temps alcalines.

Rapprochement naturel avec plusieurs sources d'Italie et d'Espagne, que nous avons eu soin de mentionner ailleurs.

Les sulfureuses des Pyrénées se distinguent de celles de Hongrie par une température en général plus haute et par le défaut presque complet de principes salins associés.

Quant aux ferrugineuses, quelques-unes sont chaudes ; les froides ont parfois beaucoup de fer. Exemple : *Buzias* qui a $2CO^2FeO$ o,o8 à o,15. *Elöpatak* à o,o9, mais 4 gram. de bicarb. alcalins.

Parad est un autre type ; le sulfate de fer atteint '4 gram. et le sulfate d'alumine 3. Nous avons signalé des sulfatées de ce genre dans le Nord de l'Italie, en Suède, etc.

La conséquence est que la classification chimique rigoureuse est impossible, une même eau se rangeant dans divers chapitres d'où la nécessité d'une nomenclature à mots interminables et un classement confus.

Nous aurons recours à la division par groupes, ce que nous avons déjà fait pour d'autres pays où les mêmes faits offraient la même difficulté.

Analogies d'installation, d'habitudes, de régime ; avant tout de climat, de terrain et parfois de constitution : tel sera l'avantage.

(1) A *Dorna*, en Bukowine, les quantités de bicarb. de fer sont tellement fortes que je n'ose me fier à l'analyse. Station que les auteurs passent sous silence mais bien installée et recevant plus de 2.000 visiteurs.

EAUX MINÉRALES

En terminant notre étude sur les eaux d'Allemagne, nous étions entré dans la région du sel, par Reichenhall et Berchtesgaden. Nous allons poursuivre cette région dont le *Salzkammergut* est le centre.

Hall. — Première station de cet ordre, sur la voie ferrée d'Insbruck à Munich. Paysage alpin à 500 m. d'altitude, dans la vallée de l'Inn. La soole vient du Salzberg au degré de 25 °/₀; c'est donc une eau salée des plus fortes qu'il faut atténuer pour le bain. L'installation est très convenable. Le climat convient aux débilités, aux convalescents.

A l'autre extrémité de la bordure des Alpes se trouve un bain du même nom :

Hall. — Haute Autriche, environs de Linz au pied des Alpes Noriques sous le 48° lat.; alt. 375 m. Nombre des visiteurs 4-5.000. De Vienne en 3 à 4 heures.

Le Kurhauss dispose d'une centaine de cabinets : salles d'inhalation à l'eau vaporisée; bains électriques, hydrothérapie, massage ; hospice pour enfants scrofuleux, hôpital militaire.

Les sources 11-12° assez gazeuses ne contiennent que 1,20 °/₀, mais 0,04 d'iodure et 0,06 de bromure par litre. Le terrain environnant est imprégné de ces sels. Le sel pour les bains se prépare par concentration.

La boisson et les bains sont le fond du traitement.

Indications : scrofule, syphilis avec usage des frictions mercurielles, *combinirte behandlung*, maladies des femmes (1).

Salzburg. — N'est pas plus qu'Insbruck une ville de bains, mais un séjour d'été et un rendez-vous de touristes. J'y ai toujours trouvé de l'encombrement ; c'était le *Juvavum* des Romains. Rebâtie à la suite d'incendies, elle compte 33.000 hab. et offre l'aspect d'une grande ville.

Dans mes divers passages, j'ai trouvé bon gîte au grand hôtel de l'Europe, d'Autriche, au *Goldenes schiff*, société nombreuse au café Tomaselli.

Situation sur les deux rives de la Salzach au cours rapide, S.-E.-N.-O., séparant l'ancienne ville de la nouvelle. Les ponts, les quais plantés d'arbres, les hauteurs boisées du *Monchberg* et du *Kapuzinberg*, la forteresse *Festtung* qui sont de belles promenades d'où la vue plonge sur la ville et les environs ; le tout constitue un ensemble des plus pittoresques.

Dans l'ancienne ville, ce sont les grandes places : *Residenz* avec la fontaine monumentale *Hofbrun*, Mozart platz, statue par Schwanthaler ; les maisons blanches à arcades ornées de fresques et de marbres, on montre les maisons de Mozart et de Paracelse. Beaucoup d'églises, le dôme sur le modèle de Saint-Pierre à Rome. Le soir l'effet est fantastique.

Alt. 400 m. ; les hauteurs voisines jusqu'à 6 ou 700 m. Il y fait frais l'été ; cependant j'ai constaté, une année vers le 5 août, une autre vers le 30, plus de 35° à mon thermomètre.

(1) On parle d'une eau de Roumanie, *Gavora Vulcana*, qui aurait 0,12 d'iodures alcalins.

Un mot sur la percée du Monchberg de 130 m. de long, sorte de Pausilippe où il est facile d'étudier le poudingue dit *Nagelflhuhe*.

Sur la route de Gastein, à une vingtaine de kil.

Hallein. — Connu par ses mines qui produisent plus de 300.000 quintaux de sel par an ; l'eau salée vient du Dürenberg.

De Salzburg à Ischl, 60 kil., la voie ferrée suit le long des lacs *Mundsee* et S. *Wolfgang* ; charmante route que j'ai faite et que je conseille de faire en voiture. Au haut de la première côte, 300 m., vue rétrospective sur Salzburg et la plaine. A S. Gilgen, le lac S. Wolfgang de 10 kil. de long, entouré de prairies et de bois. Un bateau qui traverse pour S. Wolfg. fait voir, dans l'église, les vieilles peintures de l'école allemande. La vue est belle, plus étendue au *Shafberg*, 1.800 m. (Righi du Tyrol). Chemin à crémaillère.

La fontaine de S. Gilgen m'a donné 8°5 en août; le lac, 19°.

Au sortir du lac fermé par un mamelon boisé, la vallée est elle-même coupée de barrages dont le *Kalvarienberg*, à l'extrémité, qui semble la terminer ; elle est resserrée entre le *Katterberg* au S. ; au N., le *Hochioch* et le *Zemnitz*.

La roche dominante est le calcaire alpin souvent à pentes abruptes, à crêtes dentelées, à parois ruiniformes.

Passé le Kalv.-berg d'où la vue rétrospective sur la vallée parcourue, on arrive tout près d'Ischl (1).

(1) J'ai trouvé les mamelons en général formés d'éboulis calcaires, les strates du Kalv.-berg plongeant N.-O. à 60°. Le grès

ISCHL

Un des séjours les plus riants que l'on puisse rêver.

Situé au confluent des trois vallées formées par l'Ischl et la Traun, et sur la Traun aux eaux vertes, au cours rapide; au milieu de champs fertiles, d'arbres à fruit et de hauteurs boisées.

Plusieurs éminences faciles à gravir, telles que le *Siriuskogel*, le *Doppelblick*, la terrasse de la maison d'hydrothérapie, un peu plus loin *Wildenstein*, sont autant de vues sur la ville et les environs : au N. les deux pointes du Shafberg et son hôtel; au N.-E. les montagnes de Gmunden; à l'E. Rosenkogel et le Salzberg; au S. Laufen, la Ramsau et plus loin les monts d'Aussee et le glacier du Dachstein; enfin les 17 lacs.

Ischl est une création moderne de W. de Rettenbach dont le buste colossal se voit au parc du Casino (1820). J'ai eu plusieurs fois l'occasion d'y rencontrer l'impératrice Élisabeth qui avait sa villa et qui avait mis ce bain à la mode. Belle créature dont le regard mélancolique semblait présager la destinée fatale.

Aujourd'hui c'est une ville de 10.000 âmes, pourvue de grands hôtels et d'élégantes villas : l'hôtel de la Poste ancien, *Kaiserin Elisabeth* dont la galerie vitrée donne sur la Traun; *Bauer*, plus aristocratique, sur la hauteur, etc. Bon restaurant du Casino que le parc entoure. Beaux arbres de Metternich platz. Les allées ombragées s'étendent sur plusieurs kilomètres. Les boutiques viennoises sont très élégantes. Le

de S. Wolfg. m'a donné $SiO^2 32$; $CO^2 CaO 21$; $Fe^2 O^3 4$; assez limoneux.

nombre des visiteurs est difficile à fixer. La Curtax, payable par semaine.

Climat. — La vallée N.-S. est bordée de montagnes et de beaux arbres, parmi lesquels des hêtres et des érables énormes; les pins, sapins et mélèzes occupent les hauteurs. Néanmoins, abondance de légumes et fruits.

Lat. 47°, alt. 470 m. Les observations de Kaan et Pollak donnent une moyenne de 9-10° et 15-16° pour la saison; pluies fréquentes.

En 1878 fin août, je notai 9 jours de pluie sur 12 : le soir nos habits étaient mouillés par une rosée insensible, comme à Nice et à Ems. Les oscillations barométriques furent de 14 mm.; l'humidité entre 74 et 93 °/₀; la moyenne thermique 17,4.

Je relevai aux fontaines Wirer et Maximilien 7-8°; puis aux environs : Bilt 8°5, Laufen 7°5, Weissembach, vallée plus haute, 6°.

Les eaux potables sont abondantes et assez pures ; j'ai trouvé une densité et un titre hydrotimétrique faibles.

En somme, climat doux et humide, *relaxing*.

Sol. — Rappelons qu'une bande liasique et triasique borde le Nord des Alpes; là se place la *Rhœtische formation* des cartes allemandes. La roche dominante est le calcaire alpin que nous avons rencontré sur la route de Salzburg à Ischl; il offre parfois de belles teintes rosées au coucher du soleil. Les poudingues *Nagelflhuhe* sont assez répandus (1).

---

(1)Les calcaires plus ou moins durs se débitent en petits fragments polyédriques, durs à porphyriser; un peu magnésiens, un peu ferrugineux, parfois limoneux.

J'ai trouvé les poudingues à Metternich platz, sur la route de

La roche la plus intéressante est le sel gemme, lequel s'offre ici en grandes masses montagneuses.

Le *Salzberg* d'Ischl est au S.-E. en remontant la Traun, l'entrée à 300 m. au-dessus de la vallée. La galerie *Maria-Ludovica* s'ouvre O.N.O.-E. S. E. ; d'abord dans un calcaire humide, puis dans le sel, roche dure. Les wagonnets vous font parcourir 2 kil. sur plan incliné. La chambre du grand-duc a un cube de 4-5.000 m. ; le plancher est argileux et la voûte semble ornée par les vives couleurs du sel et du gypse. J'ai trouvé une temp. de 10°.

Le Salzberg de *Hallstadt* est le plus curieux ; visite 2-3 heures. D'Ischl, 2 heures de voiture par la jolie route de Laufen ; chemin de fer et bateau d'Obertraun. Au déjeuner de l'hôtel, on vous sert le poisson du lac *Reinanken.*

La montée aux mines par des sentiers raides est longue et pénible ; mon anéroïde ayant baissé de 720 à 675, j'estime à 500 m. au moins la hauteur au-dessus du lac. De *Rudolphthurm*, sur la route, très belle vue de montagnes au Sud et à l'Est. On se rend bien compte de la disposition en cirque autour du lac. La galerie E.-O. est d'abord voûtée, puis creusée dans le sel compact ; le parcours se fait sur rails et planches glissant en pente, traversant plusieurs chambres, la grande sans piliers. Il se forme des failles sous le poids des voûtes. Le plancher est tapissé d'argiles noirâtres ; la voûte est criblée de trous formés par la dissolution. J'ai trouvé 7° de température et de même dans la roche.

Laufen, à *Molkensieder*, vers Wildenstein, à Carolinen panorama, etc. En général, cailloux calcaires reliés par un ciment qui peut être dur comme celui d'un béton.

Le sel est très dur et très sec, quelquefois fibreux, à zones contournées; colorations gris, bleu, rose, orange; mêmes variations de couleur pour le gypse et l'anhydrite.

Chose bizarre : point de sources salées; une fontaine d'eau douce a fait baisser mon instrument à 5,5°.

Le sel est tellement dur qu'il faut la pioche et la dynamite; l'inondation est le procédé le plus rapide. Les ouvriers sont en bonne santé; la ventilation est bien ménagée (1).

Sources. Bains. —Les sources ont peu d'importance. M. *Luisen, Kleberg* et *Schwefelquelle* viennent du Salzberg. Température 12-14°; débit faible, 6-10 grammes de sels suivant les saisons.

La soole, agent principal, vient des salines. Elle se forme par le procédé de l'inondation : pendant plusieurs semaines l'eau météorique baigne les chambres et dissout le sel en laissant les argiles sur le plancher. A 25 ou 26° Baumé, densité 1.200 environ, l'opération est terminée et les pompes fonctionnent. Cette eau se dilue de manière à n'avoir plus que 4 ou 5 % dans le bain.

Les pointes de pins donnent des extraits, des essences : *oel* du *latschenkiefer* et *œtherisches oel* des *fichtennadeln* pour bains, injections, frictions.

Le petit-lait, molke, est moins en vogue, surtout les bains, à cause du prix. Préparé au moyen de la présure avec le lait de vache, chèvre et brebis,

(1) J'ai vu à Vienne, au Musée, de beaux spécimens d'Ammonites et de Nautiles.

L'argile salifère m'a donné, au tube fermé, une odeur alliacée et un anneau gris; l'anhydrite, une perle bleue boratée (cuivre).

suivant le goût et les besoins des clients, il arrive, le matin, tout chaud dans les hottes qu'apportent les Tyroliens en costume. Il est jaune verdâtre, un peu trouble, fade, à réaction acide légère.

Le jus d'herbes *Krautersaft* est un liquide verdâtre, épais, acide, âcre, peu digestif. Il faut un certain courage pour en boire tous les matins (1).

La Trinkhalle a une longue galerie vitrée de 8 m. de large où se débitent aussi les eaux étrangères et les sels.

Plusieurs maisons de bains ont des cabinets spacieux et de grandes baignoires jusqu'à 1 mètre cube. L'impératrice se baignait au Rudolphsbad.

Les salles d'inhalation ont droit à une mention spéciale. Dans les salles froides, l'eau se brise sur des disques; un manteau de caoutchouc vous protège. Dans les salles chaudes, les embouts donnent une température de 50° que je trouvais incommode. La vapeur des inhalations résineuses est très aromatique. Viennent après les cabinets de vapeur, les cylindres à air comprimé, etc.

Un seul mot de l'établissement hydrothérapique *Herzka*, tout voisin, au pied du Katterberg. L'eau a 7°, est abondante et pure ; la pression de 10 m., le tout bien aménagé. J'ai vu prescrire les bains de pied froids contre les congestions et l'insomnie.

La cure. — Depuis l'abolition de l'inspectorat, la direction est moins rigoureuse. J'ai vu nombre de Viennois apportant l'ordonnance de leur médecin et ne consultant pas. Il est des familles passant tout l'été ; pour elles, le climat est le but.

---

(1) Les plantes employées sont : Sisymbrium Nasturtium, Menyanthes trifoliata, Taraxacum, Veronica, Tussilago, Cichoreum.

Le lait et le petit-lait ont leur importance : le lait contenant le caséum et le beurre est plus nutritif, en dépit des théories de Beneke, un peu oubliées aujourd'hui (1).

J'ai fait sur le petit-lait un essai de 15 jours : dose de 2-4 verres de 125 gram., selles plus faciles, diurèse et odeur fade des urines ; à la fin, satiété.

Indications. — Nombreuses à cause de la variété de la cure. Elles se rattachent principalement à l'eau salée forte.

Anémies protéiformes de Seegen accompagnées de vertiges, migraines, insomnies, neurasthénie ; *Enwickelung Krankheit* de Shönlein. Convalescences laborieuses. Remarquons que le climat n'est pas favorable aux anémiques sans réaction.

Scrofule à divers degrés : j'ai eu sous les yeux les cartes d'envoi d'Oppolzer Frerichs, Bamberger, Traube, etc.; beaucoup d'enfants lymphatiques ; Kaan et Pollak mentionnent des cas de scrofule profonde. Alors on prescrit les eaux de Kissingen, Hall, Krankenheil en boisson ; bains de soole, mutterlaüge. Cures longues.

Pour les voies respiratoires, le petit-lait est une tisane douce et les inhalations éclaircissent la voix et facilitent les crachats, modifient les muqueuses.

Les phtisiques y sont moins nombreux, comme partout ailleurs en Allemagne. Il est bon que la maladie se greffe sur un fond lymphatique. Lait et molke pour boisson ; inhalations, lesquelles ont leurs inconvénients. Que de malades toussaient dans la

---

(1) On trouvera des détails sur le petit-lait dans Helft, Braun, Beneke et dans les brochures de Roubaud, Carrière, Valentin, Niepce.

salle froide et se congestionnaient dans la salle chaude, même jusqu'à l'hémoptysie ; tous ces malades doivent éviter l'humidité du soir.

Les bains de petit-lait à l'époque de leur vogue produisaient la sédation constatée par Niepce à Allevard.

Quant aux voies digestives, les irritations gastro-intestinales et les états bilieux se trouvent bien du molke pourvu qu'il se digère et n'amène pas l'état saburral.

Si les maladies des femmes sont unies aux névroses, les bains résineux rendent des services, les bains salés amènent la résorption des exsudats.

D'une façon générale, le climat est un facteur d'autant plus puissant que le séjour est plus prolongé qu'ailleurs. L'air des forêts et la beauté du paysage ne sont pas sans influence sur le moral des malades. Ces derniers sont moins nombreux que les touristes. Un assez bon nombre soumis à la Curtax payent, par le fait, une taxe de séjour.

Nous allons parler un instant de deux stations voisines : Aussee et Gmunden.

Aussee. — A 33 kil. S.-E. en remontant la Traun. Des trains directs nombreux y arrivent aujourd'hui des grandes villes d'Allemagne.

La route de voiture, que je préfère, permet de jouir d'un très beau paysage. Il a été question, plus haut, du lac d'Hallstadt. En poursuivant par Obertraun, la vallée devient plus étroite et plus sévère. J'y ai relevé de belles coupes de calcaires ruiniformes et de conglomérats siluriens, presque à pic.

Aussee est dans un bassin entouré de collines ; Alt. Aussee, 1 kil. plus loin, est élevé et dégagé ; c'est un centre d'excursions de montagne. Là sont les branches d'origine de la Traun. Parmi les hôtels Éli-

de Salzburg amène à sa suite 250 personnes et 100 chevaux.

Vers la fin du xviiie siècle la route de Klampass rendait l'accès plus facile. Granville et Rotureau signalent l'encombrement ; j'ai constaté le même fait lors de ma première visite en 1873. Il faut encore aujourd'hui retenir son logis à l'avance.

La présence des souverains fut toujours une cause d'affluence : nous retrouvons encore le souvenir de l'impératrice Élisabeth ; Guillaume Ier y venait presque tous les ans, faisant le matin sa promenade.

Le nombre des baigneurs, un millier au commencement du dernier siècle, dépassait 3.000 en 1873, 6.000 en 1885, aujourd'hui 8-9.000 dont 150 Français. Curtax 1re classe 30 Kr. après 5 jours. Principaux hôtels : *Straubinger* avec *Speisaal* de 100 couverts, *Gasteinerhof*, Élisabeth, *Badeschloss* le plus aristocratique où descendait Guillaume Ier. Parmi les villas, quelques-unes portent des noms français.

La place Straubinger est le centre du mouvement ; non loin est la galerie vitrée *Wandelbahn*, d'où la vue plonge sur les cascades de l'Ache tombant, avec fracas, de 150 m. Du café Anglais, vue sur les glaciers.

Les montagnes, le torrent, les villas sur les pentes, éclairés à la lumière électrique, forment, le soir, de magiques horizons.

Climat. — La vallée, détachée de *Tauernkette*, descend vers Hof Gastein S.S.E.-N.N.O. ; ouverte au S. et protégée à l'O. par les hauteurs. Lat. 47° Alt. 1050 à la place, car tout est bâti sur une pente ; même hauteur que le Mont-Dore et même déclivité.

Pression 680 ; du 10-20 août je trouvai 12 mm. d'oscillation. Moyenne annuelle 7-8°, celle de Munich. J'ai relevé, en août, une moyenne de 14 à 15°; une moyenne hygrom. de 70°, minimum 50°. Vingt jours de pluie par mois en été ; la pente favorise l'écoulement. Les orages brusques refroidissent notablement l'air. Le 10 août il avait neigé et la place Straubinger était une glacière. On assure que la neige fond assez vite l'hiver, sans doute par la présence du bassin thermal.

Le torrent de l'Ache avait 10-11-12° en août, la cascade 8 et sa chute produisait une différence de 5° avec l'air du dehors. Les fontaines les plus froides m'ont donné 5-6°. Le 8 août on coupait les céréales.

Sol. — Région des Alpes Noriques. Nous avons vu, sur la route, les calcaires liasiques et triasiques percés par les torrents. Ici ce sont les schistes cristallins, le gneiss *Weisstein*, le gneiss amphibolique et intrusions de veines quartzeuses. J'ai trouvé une belle veine calcaire à Angerthal ; souvent la couleur des roches est masquée par une mousse rougeàtre. Ajoutez les éboulis, les sables roulés par les torrents.

Point de roches volcaniques; partout des mines et des traces d'exploitations anciennes depuis l'occupation romaine. Nous aurons occasion d'y revenir.

Sources. Bains. — Les auteurs ont beaucoup exagéré la chaleur, le débit et la qualité des eaux. On compte aujourd'hui 18 sources. Elles naissent des fissures du gneiss micaschisteux du *Badeberg*, fissures qui m'ont paru perpendiculaires aux strates. Cela se voit à la galerie F. Joseph longue de 100 m. et à la galerie *Fürsten* longue de 20-25 m. Elles sont tapissées de conferves épaisses et de chauves-souris. J'ai trouvé près de 50° au bout du Fürsten : c'est l'eau la plus chaude. Le débit des sources employées avait été estimé à 100.000 K. F.; on peut dire 4.000 m. cubes.

L'eau est pure, d'un reflet bleu dans les réservoirs, peu gazeuse, peu sapide. Elle donne un faible résidu sur la capsule de platine. J'ai trouvé la densité de 1000,3 correspondant à 0,35 de principes.

Ludwig a signalé des corps nombreux parmi lesquels fluor et titane.

Depuis les expériences de Baumgarten et Wolf, il a été question de l'électricité des eaux. Proll nous a fait voir la déviation de l'aiguille; mais comme les solutions salines produisent le même effet, même les eaux de l'Isar (j'ai vu opérer Liebig), il n'y a aucune conclusion.

L'eau se boit peu. Dans la galerie vitrée se débitent les eaux étrangères, le molke préparé à la méthode d'Ischl et le jus d'herbes avec les mêmes plantes.

Les bains sont le fond de la médication; on en prend à Straubinger, Badeschloss et autres hôtels où j'ai vu des baignoires de 2-3 m. cubes. Il n'y a plus de piscines qu'à l'hôpital militaire.

Beaucoup préfèrent les bains dans leur logis. Ils sont courts, à 35 ou 36°; le refroidissement s'opère dans les réservoirs. Autrefois ils étaient plus chauds, plus longs. Il y a encore le *Dampfbad*.

La cure de 21 jours est ainsi limitée par l'obligation de retenir les chambres à l'avance.

Action. — Il est sûr que le climat d'altitude influence les gens de la plaine; mais tout ce qui a été écrit théoriquement sur la diète respiratoire (10-12 $^{o}/_{o}$ d'O. en moins et les symptômes du mal de montagne) ne repose sur aucun fondement. Un peu d'augmentation de l'appétit et des forces, une respiration plus ample, c'est tout.

Granville accuse le bain de Gastein, pris au débotté, de méfaits dus à sa propre impatience ; la peau devient rugueuse, dit-il. J'ai observé sur moi-même que l'eau mouille peu la peau ; mais les effets congestifs ne se montraient qu'en temps d'orage. Quand le bain est trop chaud ou trop long, survient l'excitation circulatoire et nerveuse. La véritable action est tonique.

Je ne saurais omettre une observation faite sur plusieurs personnes et sur moi-même, c'est l'augmentation notable de l'énergie musculaire. Pour ma part, je pouvais faire, sans trop de fatigue, des courses de montagne de 8 à 10 heures, et cela à l'âge de 50 ans. Le relèvement de la puissance nerveuse à Gastein est reconnu par les auteurs allemands.

Indications. — Elles ont trait à l'âge avancé, au tempérament nerveux, à la constitution affaiblie, à l'état anémique, à la convalescence après de graves et longues maladies ; tandis que le tempérament sanguin, une constitution forte, la pléthore et la disposition aux congestions et hémorragies sont des contre-indications. Il ne faut pas non plus que la débilité et l'irritabilité nerveuse soient trop accusées, état qui du reste s'accommode peu de la cure thermale.

Les bains chauds réclament toujours la clientèle des rhumatisants ; ici ce sera la forme nerveuse comme à Plombières et aussi la forme intestinale. Déjà Königsberg avait noté, à l'époque où l'on excluait les complications cardiaques, que certaines d'entre elles pouvaient bénéficier du bain.

J'ai vu quelques goutteux nerveux, entre autres un artiste de Berlin qui venait depuis 30 ans et se sentait soulagé.

Les maladies nerveuses sont la spécialité ; d'une

façon générale, *functionnal not structural* comme on dit à Bath : hystérie, hypocondrie, migraines, insomnies, etc.; bains tempérés, avant tout l'air à la fois tonique et sédatif de la montagne; l'exercice est indispensable.

Paralysies idiopathiques, hystériques, suite de fièvres, etc. P. rhumatismales où les bains se donnent plus chauds 36-38° et plus longs. Granville cite le cas d'un officier bavarois arrivé impotent d'une paralysie contractée dans une chasse au marais; guéri après plusieurs semaines. P. traumatiques : cas assez nombreux, moins qu'à Teplitz. Paraplégies avec impuissance. Les paralytiques quittant leurs béquilles ont fait une part de la renommée de Gastein.

La résolution des exsudats rhumatismaux, goutteux traumatiques, puerpéraux, demande un traitement intensif avec bains de vapeur.

Quant aux paralysies centrales, Bunzel veut qu'il y ait six mois depuis l'attaque, les autres médecins plus ou moins. Le tabes dorsalis demande les plus grandes précautions et l'on obtient peu de succès.

L'électricité est employée comme adjuvant.

Gastein est souvent prescrit à titre de *Nachcur*, après les eaux purgatives de Bohême.

En somme, cette station tient le premier rang parmi les eaux de montagne, *Wildbäder*, de l'Allemagne. C'est une des plus pures et, en même temps des plus actives de cette classe.

GROUPE DE LA STYRIE

Nous passons de l'autre côté des Alpes sans quitter la région des montagnes. La route de Vienne à Trieste

traverse cette riante contrée. En passant le Sœmme-
ring par des courbes, des viaducs et des tunnels sans
nombre, on arrive (950 m.) au point de séparation avec
la Styrie au milieu des calcaires de transition abrupts.

La Styrie s'étend jusqu'à la Carniole ; la partie N.-O.
est montagneuse, la partie S.-E. s'abaisse vers la
Croatie. Ici les sédiments miocènes succèdent aux
gneiss, micaschistes, calcaires. Au S. les calcaires do-
lomitiques des Alpes Carinthiennes. Le pays est bien
arrosé par les rivières Raab, Mur, Drave, Save, etc.
Compris entre le 45° et le 48°, il correspond au centre
de la France ; la temp. moyenne est de 10 à 12° ; la
vigne, le maïs et le châtaignier y prospèrent.

Les eaux minérales, mieux connues depuis la
grande ligne, sont nombreuses et en progrès : bonne
installation et habitudes de propreté ; population douce
et avenante.

Gratz, la capitale, 140.000 h., possède de bons hôtels
(j'ai logé à l'Éléphant), des boutiques de grande ville,
un théâtre où j'ai trouvé parfaite l'exécution de *Lo-
hengrin*.

La vallée de la Mur va du N.-O. au S.-E. Un funiculaire monte de 130 m. jusqu'à la hauteur du Schlossberg, masse calcaire dominant la ville. Vue des montagnes au N.-O. et de la plaine S.-E., on a l'idée du pays.

Près de Gratz est la petite station de *Doppelbad*,
eau tiède, peu importante. Thermale simple. *Schwimbad, Molken* et *Traubencur*.

GLEICHENBERG

Principal bain de Styrie, à une heure de voiture de
la station de Feldbach, *Ungar westbahn*. Création

moderne des comtes de Wickenburg. Petite ville coquette dont les hôtels et villas se dessinent sur les pentes boisées. On compte 5.000 visiteurs.

La vallée, ouverte au S., est abritée du N. par le Gl. Kogel. Lat. 47°, alt. près de 300 m. Barom. 735, peu d'oscillations ; moy. annuelle 12, en août 18-20, hygrom. 78 ; 1/3 de jours pluvieux dans la saison, vents modérés. Saison mai à octobre.

Sol. — Les marnes et calcaires miocènes sont relevés par les roches éruptives. J'ai trouvé des cérithes et cardiums.

La vallée N.N.E.-S.S.O. a un fond trachytique. Le Gl. Kogel, 590 m., est une masse de trachyte à fragments quartzeux. Le *Mühlsteinbrück* fournit la meulière. Le basalte pointe au Parapluie, au *Hochstraden* 600 m. Au *Kupfenstein*, l'olivine dont on garde de jolis échantillons au Kurhauss.

Le feldspath albite peut fournir la soude et la percée de roches éruptives a pu ouvrir la porte au gaz carbonique. La désagrégation du basalte explique la fertilité du sol.

Pour les détails de géologie, voir les lettres de C. Klar très nettes et très exactes. Je n'oublie pas qu'il m'a conduit lui-même sur le terrain.

Sources. — La principale, dite *Constantinquelle*, émerge d'une fissure trachytique, à 17°,5 ; le débit, 1800 eimer, dépassant 100 m. cubes. Densité 1005 ; sels près de 7 gram., dont bicarb. de soude 3,5 ; bicarb. terreux près de 1 gram. Cl. sodium 2, plus d'un volume de CO_2. La dernière analyse de Ludwig mentionne quelques éléments nouveaux. C'est une eau alcaline mixte, *Alkalisch-Muriatisch Saüerling*.

La source *Emma* n'est qu'un diminutif de la première ; D. 1002. *Joannesbrun* à 2 lieues, pétillante au fond d'un puits, temp. 11-12°, n'est qu'une eau de table.

La Trinkalle est un pavillon rustique à colonnes, où l'on boit à toute heure la Constantine, parfois coupée avec lait ou molke ; c'est le fond du traitement.

Le molke est préparé avec la présure par un Appenzellois qui nourrit ses chèvres des herbes du Gl. Kogel. Puis le jus d'herbes toujours des mêmes plantes.

La maison de bains dispose d'une quarantaine de cabinets ; les baignoires sont alimentées par plusieurs sources et l'eau minérale chauffée sert de coupage ; le gaz se conserve, en partie. Ensuite l'eau pulvérisée et les inhalations de pins.

Indications. — L'eau gazeuse alcaline est digestive et modificatrice de la nutrition ; reconstituante par le Chl. de sodium.

Maladies abdominales : en tête la dyspepsie, puis le catarrhe intestinal ; la source Emma aux irritables. Lithiase biliaire et urinaire où le petit-lait trouve sa place.

La spécialité pour les voies aériennes s'est créée sur le modèle d'Ems et de Salzbrunn, ce que justifient certaines analogies de climat et de constitution chimique. Le lait, le molke et les inhalations balsamiques sont mis à contribution. La toux, la dyspnée diminuent, les crachats sont facilités.

A une certaine époque, Clar comptait dans ses malades un tiers de tuberculeux ; il y en a moins avec le courant des sanatoria. Il agissait avec grande prudence, surtout après quelques cas de mort par phthisie rapide. Tous les cas où le mal est bien confirmé avec hyperémie pulmonaire, fièvre, sueurs, etc., doivent être éliminés.

Les revues cliniques de Clar ont trait à des affections diverses tributaires des eaux alcalines.

Nous avons tracé ailleurs le parallèle entre Ems et Royat. Il y aurait lieu ici à des parallèles de ce genre. Salzbrunn se rapproche par son eau froide, son climat moins doux, sa composition chimique moins chlorurée, enfin sa clinique. Les alcalines des Carpathes sont souvent plus fortes.

En un mot, les parallèles laissent toujours à désirer.

De Gratz le chemin de fer de Trieste, suivant la vallée de la Mur, conduit à Cilli sur la Saan, petite ville bien située sur le versant des Alpes Carniques. C'est l'ancienne *Claudia Celleia* qui renferme des antiquités. Elle peut être choisie comme centre pour la visite de plusieurs villes d'eaux. Elles sont protégées par les Alpes et sous le 46ᵉ de latitude jouissent d'un climat presque méridional.

Rohitsch. — Se présente la première un peu avant Cilli (station de Poltschach). Elle vient après Gleichenberg comme importance ; plus de 3.000 p. figurent sur la curliste et l'eau s'exporte en grand, installation bonne.

Altitude 225 mètres et climat doux par les conditions susdites. La saison se prolonge jusqu'au 15 octobre.

Plusieurs sources marquant 10° au thermomètre, très gazeuses jusqu'à 1 V. 1/2 de CO^2; sels de 2 à 4 grammes dont sulfate de soude 2 et bicarbonate jusqu'à 1,4. Il y a donc quelque analogie avec les eaux de Bohême. Des exagérations ont été mises en avant sur la source *Ignatz* br. La *Styria* est plus magnésienne.

Boisson, bains et médications diverses.

Indications principales pour les maladies du système abdominal.

Neuhauss. — Je m'arrêterai un instant sur ce coin négligé des auteurs.

N. est à 17 kil. de Cilli, 1 h. 30 de voiture, connu depuis deux ou trois siècles. A l'époque où je l'ai visité sous la conduite du Dr Paltauf, il n'y venait que 1.200 personnes. L'hôtel Kurhauss beau bâtiment était très confortable.

Alt. 340; vallée ouverte au S.-E. et même protection des Alpes au Nord. Même climat. J'ai vu encore du monde fin septembre. Les roches principales sont le grès, le thonschiefer et la dolomie des sommets.

Les sources sortent du grès mollasse du Trias, probablement d'origine plus profonde : temp. 36°, débit 6 à 700 mètres cubes; dans les piscines 32-36°; la grande piscine a 8 mètres sur 6.

Les bains sont le fond du traitement, pris souvent deux fois par jour comme à Ussat, indications des acratothermes : rhumatisme, goutte; névroses, crampes, paralysies pas trop anciennes; maladies utérines, spécialité : *Nerven und Frauen Krankheiten*. On dit que ce traitement corrige la tendance abortive. Enfin le traumatisme.

Römerbad. — A 20 kilomètres de Cilli, d'origine romaine; les tables votives tapissent les murs du Kurhauss. Cet édifice, à deux ailes, qui loge 300 personnes, est dominé par le Sophien Schloss d'où la vue s'étend sur le pays. Belle allée de tilleuls pour promenade.

La vallée de la Saan N.-S. est boisée et coupée de mamelons. Altitude 235, vérifiée à mon anéroïde; moyenne annuelle 10-11° et mêmes conditions de climat que plus haut.

Roches : calcaire dur, blanc ou rosé; schistes noirs, ocreux dont la présence explique la riche végétation.

L'eau est claire et bleue, temp. 37°; débit considérable; minéralisation 0,25. Elle alimente deux piscines de 10 mètres sur 6. On peut descendre des chambres au bain. Une baignoire en marbre de Carrare a servi à la princesse Murat. Dans le bain des pauvres *Armenbad*, les piscines ont 35-36°.

Les bains, agent principal, n'ont plus qu'une durée de une heure maximum. Cures accessoires habituelles.

Indications semblables à celles de Neuhauss : *Nerven und Frauen Krankheiten*.

Tüffer. — Souvent confondu avec Römerbad à cause du voisinage; dans la vallée de la Saan. Le Kurhauss se présente bien et le parc est sur la rivière.

Même climat, mêmes chaînes calcaires. Sources également à 37° : grandes piscines à 35°. On voit des filets d'eau chaude dans la Saan.

Encore une thermale simple répondant aux mêmes indications.

Dans la Carinthie, quelques sources froides alcalines telles que *Fellathal, Preblau, Radoin* ayant de 2-4 grammes de bicarbonates alcalins. Elle sont peu connues.

Non loin du groupe de Cilli est *Teplitz Warasdin* en Croatie : temp. 56-58°; minéralisation faible avec un peu de gaz S.H.

Si vous poursuivez la route de Römerbad à Trieste d'abord au milieu de montagnes calcaires boisées, vous passez par Laibach, capitale de la Carniole, dominé par son vieux château. De là vous arrivez aux célèbres mines de mercure d'Idria ; un peu plus loin à Adelsberg qui est à 3 ou 4 heures de Römerbad par voie ferrée.

Du mamelon calcaire pointu, qui est à 150 mètres au-dessus, la vue s'étend sur les croupes calcaires allongées et dénudées qui donnent au paysage son caractère. Ce sont des espèces de causses dites *Kurst* (1).

Lipik. — En Slavonie, station de Pacracz. Progrès notables depuis la construction du Kurhauss en 1886. Vaste parc. La vallée s'ouvre à l'Est ; climat tempéré sous le 45°, altitude 200 mètres.

Les sources sortent du calcaire à 40-45°. Le puits artésien de Zsigmundy, 300 mètres de fond, a fait jaillir une gerbe à 64° en augmentant le débit.

Elles renferment environ 3 grammes de sels dont plus de la moitié en bicarbonate sodique. Il y aurait,

---

(1) Un quart d'heure de montée pour les grottes. Visite de 2 à 3 heures avec guides, illuminations. La galerie assez haute est parfois barrée et rétrécie par des amas d'éboulis. Ces inégalités de niveau, qui vont jusqu'à 50 mètres, rendent la marche pénible et ont nécessité des escaliers. Le ruisseau coule sous des ponts naturels et disparaît de temps en temps.

Les chambres sont d'une ampleur extraordinaire : le Dôme, voûte de 25 mètres ; la chambre de F. Joseph, voûte de 35 mètres et 200 mètres dans les deux sens ; la salle de danse est illuminée pour une fête annuelle. La température était de 10°.

Le sol est sableux, les voûtes tapissées de cristaux scintillants. Les colonnes calcaires blanches donnent l'illusion de piliers d'église. Quelquefois le calcaire est sous forme de feuilles minces donnant un son métallique. J'ai trouvé des dépôts de salpêtre. Encore à signaler le petit animal aveugle, *proteus sanguinis*, et les coléoptères.

d'après les analyses pas toujours concordantes, 0,08 d'iodures et 0,045 de bromures.

Employées en boisson et bains, elles sont résolutives de tous les produits dus au lymphatisme. Indications contre la scrofule, la syphilis et de plus celles des affections qui relèvent des principes alcalins.

VIENNE. — ENVIRONS

Nous venons de suivre les deux grandes voies ferrées qui aboutissent à Vienne.

Depuis longtemps cette capitale possède de grands établissements de bains où de grands bassins de natation sont tiédis hiver comme été ; l'un du Stadtbad mesure 75 mètres sur 40. Le *Stadtbad* et le *Sophienbad* ont une profusion de fleurs et des galeries ornées de fresques pompéiennes. Encore le *Dianabad* et le vieux *Kaiserbad*.

Le bain Romain, de style oriental, très élégant, date de l'Exposition de 1873 ; postérieur à celui de Jermin Str., à Londres. J'ai constaté, par moi-même, la vogue et le bon service de cet établissement.

Au *Kursalon* du Stadtpark, café-restaurant et concerts, galeries à fresques pavées de mosaïques, se trouvent le petit-lait et les eaux minérales.

Le climat de Vienne est très variable : une année, en août, nous avions une très forte chaleur, puis par vent ouest, 4 ou 5 jours de pluie froide ; vers la fin du mois, orage et siroco pénible. Les premiers jours de septembre un refroidissement brusque faisait endosser les habits d'hiver. Une autre année, au milieu d'un mois de septembre variable, survenaient 3 à 4 jours de chaleur vive, mon thermomètre à 25°.

Aussi n'étais-je pas surpris de rencontrer dans les hôpitaux nombre de maladies des voies respiratoires, y compris les tubercules. Les bals et restaurants en plein air sont une des causes.

Aux environs, le premier établissement à signaler est le *Kaltwasser Anstalt* de Winternitz fondé en 1866, agrandi, amélioré successivement et aujourd'hui connu dans toute l'Europe. Chemin de fer de Liesing ou bien une heure et demie de voiture.

Grand jardin, salons, salles à manger, appartements ne laissent rien à désirer. Buvettes, piscines, baignoires ; grandes salles de douches, autres particulières, permettent au directeur médical Winternitz de varier à l'infini ses traitements ; des assistants prennent les observations.

Les sources claires, abondantes arrivent de la montagne à 7°. Forte pression.

Vöslauer — à 30 kilomètres de Vienne — possède aussi une installation hydrothérapique, une grande piscine à 23° au milieu de beaux arbres.

Baden. — *Thermæ Ceticæ, Pannonicæ* des Romains, est à 45 minutes de Vienne par le *Schnellzug*. Ville de 12.000 habitants, bien bâtie, coupée par des allées d'arbres, très animée par l'affluence des Viennois. Nombre d'hôtels et de villas. Curliste plus de 20.000 p. Curtax 16 kr., 1re classe, après 5 jours. La saison se prolonge en hiver.

La ville est sur la pente S.-E. des Alpes; abritée par les collines calcaires N.-O. où se cultive la vigne. Vue du Kalvarienberg, 15 minutes de montée. Pour jouir du panorama, il est mieux de gravir l'*Eisenerthor*, environ 800 mètres.

Latitude de Vienne, 48° ; altitude, 225. Moyenne annuelle, 11° ; étés chauds, hivers froids et variations brusques comme à Vienne. Dans l'ensemble, climat tempéré.

Sources. Bains. — La *Römerquelle, Ursprung*, sort du calcaire dolomitique du Kalvarienberg dans une galerie de 30 mètres. A la grotte, l'eau est claire, peu gazeuse ; odeur un peu sulfhydrique et réaction légère au papier de plomb. J'ai trouvé 35-36°. Débit 15.000 eimer, 850 m. cubes. Sels 2,25, SO^3CaO dominant. Les dépôts recueillis dans la grotte m'ont donné, à l'analyse, du sulfate de chaux presque pur.

Dans la galerie, la température à 30° permet les inhalations.

A la Trinkhalle arrive un gros jet à 34°. Le promenoir a 8 mètres de large. Là se boivent aussi les eaux étrangères et le molke. — Le bain est la vraie cure. *Anton* et *Herzogbad* ont de grands cabinets vestiaires et des piscines ; l'eau de 32-34° est un peu louche et blanchie. En outre le *Dampfbad*, le *Schlambad*, les douches, etc. Le *Schwimbad* a de grands bassins, celui des hommes 30 mètres sur 10 ; l'eau à 23 vient de sources tièdes.

Indications trop étendues dans la brochure d'Habel et relatives au rhumatisme, à la goutte, aux affections de la peau, à la syphilis ; aux névroses, maladies de femmes, catarrhe des voies pulmonaires.

Pour beaucoup, Baden est un lieu de séjour hygiénique comme Ischl ou Aussce.

Pyrawarth. — Station de Wagram, chemin du N., a pour lui le voisinage de la capitale. Peu de monde.

La vallée est N.O.-S.E. Le pays se voit bien du

mamelon *Coffeeberg*. Climat tempéré; culture du maïs et de la vigne.

La source sort du grès à cérithes au-dessous de l'argile. Dans les collines sableuses j'ai trouvé des fossiles d'eau douce. Temp. 11°, débit 1.600 eimer environ 100 m. cubes, sels 2 grammes alcalino-terreux; $2CO_2FeO$, 0,06; c'est donc une ferrugineuse. Le Schwimbad a 12 mètres sur 8 et les cabinets du Kurhauss sont petits.

Maladies réclamant le fer.

PESTH

De Vienne à Pesth, par bateau en 12 heures en suivant les courbes du Danube à travers bois et marais. En 1853, je suivais cette voie jusqu'à Constantinople, voie déjà bien servie par le Lloyd.

Aujourd'hui il y a le chemin de fer: de Vienne à Pesth en 5 heures par Marchegg ou par Bruck. A Presburg s'élèvent les coteaux granitiques des *Kleine Carpathen* couverts de vignes et le fleuve entre dans la grande plaine.

Gran — dont l'église sur la hauteur attire l'attention — mérite de nous arrêter un moment, commençant la série des bitterwässer. Sur 10 % de sels, elle contient du sulfate de magnésie, principe dominant. Elle est tiède et se réchauffe dans la maison de bains qui dispose de quatre piscines; l'exportation est importante.

A Waitzen, avant l'entrée à Pesth, le fleuve se resserre entre des collines trachytiques. Il ne sort de la grande plaine qu'à Orsowa.

Pesth est une ville d'eaux tout à fait à part; elle

est le trait d'union entre l'Occident et l'Orient. Pesth
est la grande ville moderne; Bude, la ville pittoresque
du moyen âge et en même temps la cité thermale.

Son histoire est attachante : ancienne *Sicambria*,
Aquineum des Romains, elle fut une forteresse-fron-
tière. Parmi les ruines celles d'un amphithéâtre, d'un
temple et d'un *Caldarium*. Les bains dateraient de
l'an 70 ; ils furent restaurés au xv° siècle par M. Corvin. Ce fut avec J. Hunyade le défenseur de la Hongrie
contre les Turcs qui l'occupèrent cent cinquante ans
jusqu'en 1686. Ceci nous explique la couleur orientale
de certains bains.

De nos jours Buda-Pesth, qui avait 500.000 âmes il
y a vingt-cinq ans, en compte 700.000. Ville de luxe,
très vivante, très prospère. Grandes rues, *Waitzen
Radial Strasse*, squares parmi lesquels *Franz Joseph
Quai* ; parc *Stadt Walken* avec un lac et de grands
arbres. — Grands hôtels : Ungaria d'où la vue est sai-
sissante sur le fleuve et sur les hauteurs d'Ofen ;
Bristol, Royal, National, etc. Cafés-restaurants : dans
les hôtels et, en premier, la Redoute dans le genre du
Kursalon de Vienne. — Eglises surmontées de clo-
chers à l'orientale. — Universités, assez beaux types
d'étudiants.

Une route de voiture et un funiculaire mènent
à Bude. Grands palais revêtus de couleurs criardes
en jaune ou en vert, parmi lesquels le *Burg* de Marie-
Thérèse. Vieille église datant de M. Corvin. Fontaine
originale sur *Georg Platz*.

Des promenades et jardins de la forteresse la vue
s'étend sur les monuments de Bude, sur le Danube
qui coule du N. au S., sur ses trois ponts dont l'un
construit par un ingénieur français ; à l'E. sur Pesth ;

à l'O. sur les coteaux de vignes et, plus loin, sur les hauteurs dites *Schwaben*.

Je connais peu de panoramas aussi attrayants. L'étranger qui vient prendre des bains est séduit par ce paysage et jouit de tous les avantages d'une grande ville.

Climat. Sol. — Lat. entre 47 et 48°, un peu au-dessous de Vienne ; même situation continentale. Climat extrême entre minima de 21 et maxima 36° ; moyenne 10-11° ; j'ai trouvé les fontaines à 9°. Vers le milieu de septembre le temps fut très beau et très chaud ; mon thermomètre se maintenait de 24 à 26° jusqu'au soir ; le point de rosée était assez élevé le matin ; la variation barométrique alla jusqu'à 15 millimètres.

L'eau du Danube, souvent limoneuse, contient beaucoup de matières organiques. La nappe est très considérable puisque la largeur au niveau des îles approche de 1 kilomètre. Ce sont les conditions d'un lac, mais d'un lac mobile.

Le sol est très intéressant pour les géologues : mon étude est sommaire, mais faite sous la direction du professeur Zsabo.

Le travertin quaternaire apparaît sur la hauteur de Bude : les parties blanches solubles Cl.H. Dans les marnes éocènes supérieures, alternance de sables et d'argiles, calcaire à foraminifères. Barytine dont le musée possède un gros échantillon.

La dolomie du trias est la roche importante : elle affecte le long du Danube l'aspect ruiniforme avec fissures, cavernes ; dans les diaclases dépôts siliceux et ocreux. La roche grise est dure. Il y a une faille de plusieurs kilomètres parallèle au fleuve. Par l'affais-

sement de la rive gauche la dénivellation est très
accusée.

Le puits artésien foré par Szigmundy a fait retrouver la dolomie à des centaines de mètres. Trou de
sonde à 970 mètres, qui a coûté neuf années d'efforts.
Avec une obligeance extrême, il m'a montré ses cou-
teaux perforateurs, les fossiles des terrains traversés;
enfin nous avons vu jaillir une énorme gerbe à 74°,
ce qui témoigne d'une nappe plus profonde que le
sondage.

Le Danube traverse des coulées trachytiques de
l'époque du calcaire à cérithes.

Sources. Bains. — Elles sortent sur une ligne
N.-S. où est la faille; temp. 25-65°; débit énorme que
les auteurs font monter à 8 ou 900.000 eimer, un
million et demi de pieds cubes, c'est-à-dire environ
50.000 mètres cubes. Sels 1 gramme à 1,50 où dominent les sulfates.

Zsabo suppose un grand bassin dans l'argile, profond
sous le Danube, où s'assemblent les eaux de pluie
d'une surface de 10 myriamètres carrés, il invoque les
variations dans les années sèches et pluvieuses.

Les bains sont bâtis sur la rive droite aux points
d'émergence des sources. Ce sont de grandes construc-
tions peintes en jaune, surmontées de coupoles, au
milieu de cours plantées de platanes, ayant hôtels et
cafés. Des piscines turques éclairées d'en haut, aux
murs épais, aux grandes dalles et bancs circulaires
de pierre comme en Orient. Rien n'y manque, l'extrême chaleur et la buée, etc.

Le *Blocksbad* et le *Brücksbad* sont aux deux bouts
du Blocksberg; en soulevant une trappe j'ai trouvé, au
griffon, 48°. Dans le second de ces bains une pis-

cine turque octogone, à grosses colonnes, mérite un moment d'arrêt.

Le *Raizenbad*, probablement refait par M. Corvin, est remarquable par sa piscine des dames ornée de fleurs et de tentures à reflets roses donnant à la peau une teinte vaporeuse; partout marbres, statues.

Le *Lucasbad, Lukacs Furdo*, et le *Kaiserbad* ont été, dans ces dernières années, remaniés et transformés.

Dans le premier une piscine et une étuve populaire. J'ai pris un bain de boue à 42° dans le *Schlambad* en plein air et je n'ai pu le prolonger.

Le Kaiserbad est immense : la cour à colonnade, *Kurhof*, est ornée de platanes énormes tels que ceux que j'ai vus en Asie Mineure. L'hôtel fournit 300 chambres, plus de 150 cabinets, quelques-uns luxueux; un *dampfbad* turc de 1550 ; un bassin de natation de 30 mètres sur 20. Les boues se prescrivent aussi en cataplasme. En soulevant la trappe j'ai trouvé 65°, degré le plus élevé du système.

Il faut voir l'affluence au débarcadère des bateaux le dimanche et les fêtes.

En résumé, les piscines et les baignoires, plus de 300, peuvent baigner 5 à 6.000 personnes par jour. Cela se voit rarement.

Indications. — Manquent les documents cliniques. Il est évident qu'avec cette température et ces modes de balnéation le rhumatisme chronique et ses exsudats sont améliorés, parfois vite guéris chez les campagnards qui en prennent à bonne dose. Ensuite les névralgies, contractures, paralysies, la syphilis par la sudation, les maladies sexuelles, engorgements chroniques, exsudats.

Les effets résolutifs se comprennent mieux par la méthode que par le composé chimique.

Margareten Insel. — Cette île est au Nord, dans la partie large du fleuve; grand mouvement de bateaux, et dans le tramway qui suit sa longueur de 2 kilomètres. Propriété du grand-duc Joseph qui en a fait un jardin délicieux ; platanes, marronniers et peupliers superbes ; un de ces derniers mesurant **2 mètres** de diamètre.

C'est encore Zsigmundy dont le puits foré a fait jaillir une nappe d'eau sulfureuse à 45°. Une cascade sulfureuse pétrifiante fait l'admiration du public. L'eau peu gazeuse, peu minéralisée, 1 gramme, où domine le sulfate calcique; l'odeur sulfhydrique est nette, le gaz CO^2 1/4 de volume.

Grand hôtel pour 300 personnes et villas; café-restaurant où j'ai entendu de bonne musique.

La maison de bains, qui date de 1870, est une jolie construction à croix grecque et à coupole : vastes couloirs pavés de mosaïques; une cinquantaine de cabinets dont quelques-uns ont des baignoires-piscines. Près de la source sont les buvettes et des sièges pour l'inhalation. Hydrothérapie Kneipp.

La boisson est tonique, un peu laxative et diurétique.

Indications dans les états atoniques ; le rhumatisme, la goutte, les maladies de peau, syphilis ; catarrhes des muqueuses aériennes, vésicales et utérines ; en un mot, applications des sulfureuses chaudes.

Un certain nombre de personnes font de l'île un séjour d'été au milieu des bois et des jardins. L'air y est agréable, un peu humide.

Eaux amères. — Au S.-O. de Bude, entre le

Danube et un cercle de collines existe une plaine ondulée où il n'y avait autrefois que des prairies maigres et des fours à briques. La longueur est de 4-5 kilomètres.

En 1853 un paysan, creusant un puits, découvre les eaux qui bientôt entre les mains de Saxlhener, Mattoni et autres propriétaires, deviennent l'objet d'une immense exportation. Aujourd'hui la plaine a changé de face; elle est divisée en groupes de bâtiments d'exploitation. En fait de bains, il n'y a que ceux de la source Élisabeth.

Les puits sont creusés à diverses profondeurs et ont reçu des noms répandus partout, tels que Hunyadi Janos, König Rakoczy, Victoria, Esculape, etc.

Le sol de la plaine est ondulé; en forant les puits se trouvent l'humus, le gravier et l'argile avec des fragments de dolomie, de roches trachytiques, de pyrites, etc.

L'eau des puits varie de temp. et de poids spécifique suivant les saisons et les pluies. J'ai trouvé à quelques jours d'intervalle des différences sensibles de degrés aréométriques. Attendu que ces eaux sont analogues de composition, il est facile de les classer par ordre de densité.

Quelques essais, sur place, m'ont fait voir que la teinture de tournesol reste bleue; que l'alcool, l'oxal·d'ammon. et le phosphate de soude ammoniacal donnent de très forts dépôts, que les réactifs du fer sont presque nuls.

Les analyses ont été répétées par plusieurs chimistes étrangers ou français (rapport de Poggiale sur la Royale hongroise, 1879); les différences sont dues aux variations inévitables des puits.

Hunyadi J. nous servira de type : sur une minéralisation de 48, il contient 22 de sulf. de soude et autant
de sulf. magnésien ; peu de sel et de bicarbonates. Ce
n'est pas la source la plus chargée. Hunyadi-*Laszlo* a
50 gram., F. Joseph 52, Victoria 60. Pour ma part, j'ai
trouvé, en résidu sec, Janos 43 et F. Joseph 45. Le sel
de Janos est entièrement soluble ; il peut remplacer
l'eau purgative.

Il est à noter que le désaccord des analyses peut
tenir au groupement ; par exemple Frésénius ne mentionne pas de chlorure de magnésium.

Ces bitters de Pesth sont plus riches que ceux de
Bohême. Sedlitz est beaucoup plus magnésien ; de
même Birmenstorf. Ceux de Kissingen, Fried. hall sont
plus chlorurés.

Il est évident que nous n'avons pas affaire ici à de
vraies sources. Ce sont les eaux de pluie qui s'assemblent dans les parties déclives de la plaine et qui
baignent les marnes salifères. La présence des sulfates peut se rapporter aux pyrites ; les alcalis et
les principes magnésiens existent dans les feld-
spaths trachytiques. La même théorie s'appliquera à
la Bohême (1).

---

(1) D'après Cullen, les sulfates amers seraient antiphlogis-
tiques ; pour Stahl, antibilieux ; Seegen en fait des modificateurs
de la nutrition.
Les traitements purgatifs par l'eau amère peuvent se faire à
domicile. Embarras gastriques du printemps ; catarrhes gastro-
intestinaux, constipation, lithiase biliaire ; engorgements
hépato-spléniques ; pléthore abdominale, hémorroïdes, congestions oculaires, encéphaliques, mélancolie. De nombreux essais
ont été faits à l'hospice des aliénés de Prague.
Les bitters chlorurés, moins sûrs en tant qu'évacuants,
peuvent provoquer des catarrhes gastriques, ils vont mieux aux
lymphatiques.

GROUPE DES CARPATHES

Les stations de ce groupe s'échelonnent le long de la chaîne qui sépare la Hongrie de la basse Autriche, de la Moravie et de la Galicie.

Sur l'embranchement de Presburg à Sillein se trouvent Pystian et Teplitz Trenschin.

Pystian. — A 82 kilomètres de Presburg et à une distance presque égale de Vienne et de Pesth.

Bain ancien, prospère sous les Turcs. Nombreux documents du XVIe au XVIIIe siècle. Les établissements furent plusieurs fois emportés par la Waag au régime torrentueux qui menace toujours l'île des sources.

En 1858 Rotureau trouvait le tout en triste état. Depuis 1890 la compagnie fermière a restauré et transformé le pays : grand hôtel, kursalon, maisons de bain ; hospices civil et militaire, etc. Les étrangers ont à leur disposition plus de 1.500 chambres, d'où grande augmentation des baigneurs.

Situation sur la rive droite de la Waag, au pied des Kleine Carpathen, abri N.-E. Lat. au-dessus du 48°, alt. 160. Variations du jour à la nuit.

Saison : 15 mai-15 septembre.

Sources. — Les sources sont dans l'île unie par un pont : plusieurs fument dans le fleuve et, creuse-t-on le sol sur les rives, il en surgit de nouvelles. La *hauptquelle* est très abondante ; elle varie de 55 à 65° suivant le niveau du cours d'eau ; elle est claire et blanchissante ; d'une odeur et d'un goût hépatique prononcés.

L'analyse de Liebermann diffère peu de l'ancienne: sels 1,4 où domine le sulfate calcique ; SH, 16 centimètres cubes. La boue a une forte odeur hépatique, une couleur gris clair ; principes dominants : $SiO^2Al^2O^3$, CO^2CaO, Fe^2O^3 ; argilo-calcaire ferrugineuse. Cette boue s'exporte au loin.

Les bains de boue jouent le rôle principal : baignoires en bois où la température monte de 36-42°, applications locales jusqu'à 45°.

En outre, piscines nombreuses dont une grande pour les indigents, douches fortes, massage, électricité, gymnastique, etc.

Indications. — Il s'agit ici d'un traitement stimulant et résolutif qui demande de la prudence et qui ne va pas aux congestifs.

En tant que sulfureux il s'applique aux dermatoses, à la syphilis, traitement d'épreuve, aux catarrhes des voies aériennes. En tant que sulfureux thermal, au rhumatisme, aux névralgies rebelles, aux paralysies ; à la scrofule même profonde.

Les boues sont un adjuvant précieux dans les exsudats du rhumatisme chronique, du traumatisme et de la forme chronique de plusieurs phlegmasies.

Clinique variée qui place Pystian très haut dans le cadre hydrologique. Rapprochement possible avec Barèges, Saint-Amand.

T. Trenschin. — Même ligne, une cinquantaine de kilomètres plus haut dans les Carpathes ; également sur la Waag où le touriste admire un rocher dans le genre du Lurlei sur le Rhin. Vieux château.

Le bain date du xvi° siècle (légende des vaches). De nos jours il est devenu élégant, bien pourvu d'hôtels et logements pour plus de 1000 étrangers, ce qui porte le total à plusieurs milliers par saison. Kursalon, joli parc et montagnes boisées pour promenades.

Lat. 49° ; alt. vers 200 mètres. Le climat du nord est tempéré par l'abri des Carpathes et les forêts ; changements de temps moins brusques. La saison se prolonge en octobre.

Plusieurs sources sortent du calcaire : odeur hépatique ; température 37-40° ; débit abondant. Sels 2,5 où dominent les sulfates terreux. Le limon gris contient beaucoup de soufre.

Boisson accessoire. Parmi les bains, ceux de l'hôtel *Sina* ; il existe des piscines alimentées par des naissants d'eaux minérales et un Schwimbad ; des boues employées comme à Pystian.

Les indications sont à peu près les mêmes : traitement de la syphilis, combiné de même qu'à Aachen.

Pystian est considéré plus actif.

A 250 kilomètres de Pesth, route de Breslau, aux environs de Schemnitz se trouvent les petites villes thermales de Skleno, Vihnye, Szliacs d'origine ancienne et en progrès depuis la visite de Rotureau. Entre le 48 et le 49° de lat., à une altitude de 3 à 400 mètres, leur moyenne d'été s'élève à 18 et permet une saison du 15 mai au 15 septembre.

Les sources, sortant des calcaires et tufs trachytiques, sont chaudes et gazeuses.

Au voisinage abondent les gîtes métallifères : Or, Ag, Fe, Cu, Antimoine. Les analyses sont un peu en désaccord et quelques chiffres forcés. Elles n'appartiennent pas à la même classe.

Vihnye. — Au milieu de beaux sapins. Thermale simple, ferrugineuse faible. Le forage de 1882 par Zsigmundy a permis l'alimentation des piscines. Temp. 40° ; anémie, maladies des femmes, rhumatisme.

Skleno. — Temp. jusqu'à 53°; CO_2 un volume; sels 2-3, en première ligne sulf. calcique. Étuve dans une grotte. Rhumatisme, maladies de peau, intoxications des mineurs.

Szliacs. — Embranchement d'Alt-Sohl. Hôtels de bon aspect et parc sur la rivière Gran. Sources chaudes et tièdes fournissant aux piscines. Sels divers 3 gram; bicarb. de fer jusqu'à 0,10. CO_2 plus de 1. V. L'abondance du gaz oblige de s'éventer dans les piscines. Le gaz et le fer sont les deux agents actifs.

Anémie, état nerveux, troubles menstruels, impuissance; atonie générale, etc.

Tatra Füred. — Plus important au point de vue climatique. Station de Poprad, sur le même chemin de Breslau. Dans les montagnes de la Tatra centre des Carpathes. Plusieurs agglomérations portent ce nom. Foule de touristes. Installations en grand progrès.

Lat. 49°. Alt. environ 1.000 m. Abri du Nord sur les promenades de montagne, bien entretenues. Calcaire, grès et fond de gneiss et granite en terrasse.

C'est une eau de montagne à 7°, gazeuse, peu chargée. Tout est dans le climat et l'hydrothérapie; joignez-y les bains de pointes de pin.

N'oublions pas que nous sommes dans les grandes Carpathes dont les sommets vont à 2.500 m.

Parad. — Sur le même chemin de Breslau, est aujourd'hui assez bien installé et fréquenté.

Lat. 49°; alt. 200 m. Bien abrité, climat doux et longue saison.

Sources froides, alcalines salines; une sulfureuse forte et une ferrugineuse qui n'est qu'une eau de mine, car elle a 4-5 gram. de sulfate de fer et 3 de sulfate d'alumine. Nous avons cité des eaux de ce genre dans le nord d'Italie et en Suède.

Les indications sont aussi variées que les sources.

A la frontière de Galicie, comitat de Saros, station d'Éperies, sur la pente sud des Carpathes peuplées de sapins, chênes et hêtres de haute futaie ; sous le 49° de lat. se trouvent :

Also-Sebes. — Etablissement restauré, joli parc. Sources à 12° ; sels 10-12 gram. dont le chl. de sodium fait la part principale, puis le sulfate de soude et le gaz SH.

Bartfeld. — Mieux installé, plus fréquenté, mieux exposé ; alt. 200 m. ; climat doux et humide.

Les sources sont en relation avec les porphyres : temp. 10-12°, bicarb. sodique jusqu'à 5 gram. ; bicarb. fer 0,05 à 0,10. Donc alcalines salines, ferrugineuses, hydrothérapie.

Indications : anémie, maladies des voies digestives, biliaires, urinaires, etc.

GROUPE DE TRANSYLVANIE

Contrée montagneuse au S.-E. de l'empire d'Autriche, entourée par la Roumanie et la Moldavie. Des sommets montagneux le Negel atteint 2.500 m. Des minerais nombreux, des lacs salés et un nombre étonnant de sources minérales où nous retrouvons les forages de Zsigmundy. Les limites de ce travail nous forcent de citer seulement celles dont il est plus souvent question dans les livres.

Salzburg. — Près Hermanstadt (ancienne *Cibinium*). Les nappes salées ont une richesse de 75 à

200 gram. par litre. Le chiffre des iodures 0,25 m'a paru très élevé. Usage d'eaux mères.

Baasen. — Ligne Kronstadt-Bucarest, par Mediasch; sources froides, salées jusqu'à 40 gram., iodo-bromurées, gisements de sel.

A *Wolfs* il y aurait 0,25 d'iodure alcalin?

Zaizon. — Sur la ligne de Kronstadt, frontière de la Roumanie. Établissement reconstruit après incendie. Pente S.-E. des montagnes boisées, abri N.-O. Lat. 45°, alt. 560 m.; climat tempéré. Les sources sortent des argiles de la Grauwacke : temp. 11°; sels alcalino-terreux 2-4 gram. et iodures alcalins 0,25? Sources ferrugineuses jusqu'à 0,15 de bicarbonate.

Indications : anémie, maladies de femmes. Scrofules, nombre d'enfants.

Elopatak est aussi une eau bicarbonatée ferrugineuse assez forte; $2CO^2FeO$, 0,09.

Borszek. — Frontière de la Moldavie, assez fréquenté en dépit du silence des auteurs. Les hôtels disposent de 500 chambres; exportation 3 millions de bouteilles.

L'altitude, 900 m., au milieu des sapins des Carpathes orientales, permet la cure d'air.

Plusieurs sources froides 9-10°, minéralisées par des sels terreux, ont un volume, et plus, de gaz CO^2.

Les bains donnés à la température initiale rentrent dans la méthode hydrothérapique. Il y a aussi des bains de boue.

Il est difficile de se reconnaître au milieu de ces variétés des eaux transylvaines. Comme celles de de Roumanie, elles sont encore mal connues, insuffisamment déterminées, non cotées à leur valeur.

MEHADIA

Au S.-E. du Banat de Temeswar. Par la voie ferrée de Pesth 470 kil., express 11 heures. J'y suis passé la première fois en 1854 revenant de Turquie et si la douane autrichienne m'a laissé un souvenir désagréable, je conserve une impression ineffaçable du défilé de Kazan où le Danube, entre des rochers à pic, n'a plus que 100 m. de large; de l'entrée à Orsowa par les Portes de Fer, de la voie romaine de Trajan, etc.

Trajan passe pour le fondateur de ces bains : *aquæ Herculi sacræ, Hercules bad*. La statue d'Hercule se dresse sur la place. Les Romains les appréciaient ; malheureusement le pays était infesté de brigands.

Les bains, longtemps abandonnés, restaurés au xviiie siècle, comptent aujourd'hui parmi les plus luxueux de Hongrie : hôtels disposant de 7 à 800 chambres ; Kursalon avec galerie ; établissements nombreux, tels que : François, Louis, Caroline, Thérèse, Élisabeth ; hôpitaux militaires. Bonne clientèle des principautés. Longues promenades en forêt.

La vallée étroite de la *Gzerna* s'étend au milieu de montagnes calcaires boisées qu'anime la chute des cascades. La latitude 45° et l'altitude 170 mètres correspondent à un climat du Midi.

Entre les rochers calcaires se trouvent des marnes schisteuses, grauwacke, granite, schistes cristallins.

Sources. — Nombreuses dont une partie sans emploi, trop faibles, ou trop loin du centre, ou perdues dans la rivière. En général salées et sulfureuses ; l'une est due à un forage de Szigmundy.

La température moyenne 40°, les sels 2-6, chl. de

sodium en premier; cela n'est point fixe. La proportion de l'acide sulfhydrique est de quelques centigrammes, l'odeur prononcée; le blanchiment n'est pas rare.

La principale source, celle d'Hercule, n'est pas sulfureuse, ce qui la distingue des autres. Le degré thermométrique varie de 30 à 50°. Rotureau avait noté 50°; d'autres, plus ou moins. La minéralisation, toujours les chlorures, est aussi inconstante que la chaleur native. Le débit est très remarquable, 120.000 K. F., près de 4.000 mètres cubes.

Les buvettes sont alimentées par Hercule et *Carlsquelle*.

Le fond du traitement est le bain soit en piscines, soit en baignoires; en piscine, les bains se donnent souvent très chauds, selon les usages orientaux dont la trace se retrouve partout en Hongrie. Inutile de signaler le danger des congestions inévitables dans ces conditions.

Indications. — Multiples à cause de la haute température et de la présence simultanée des deux principes salé et sulfureux. Rhumatisme, goutte et toutes infirmités consécutives aux exsudats, lesquels se résolvent parfois avec rapidité. Engorgements et ulcères scrofuleux, affections cutanées, syphilis par le traitement combiné. Sigmund envoyait des malades affligés de vieilles ulcérations et indurations cutanées dont il mentionne l'amélioration ou la guérison. — Intoxications métalliques assez communes dans la région. — Paralysies d'origine diverse par exemple, suite de traumatisme. Mehadia jouit d'une certaine réputation dans les blessures de guerre.

Catarrhes chroniques des muqueuses, à commencer

par les voies pulmonaires. Engorgements hépato-spléniques; les fièvres sont fréquentes et assez graves en
Hongrie.

Mehadia est cité dans nos auteurs comme excep-
tion à cause du double caractère salé et sulfureux.
De là l'habitude de comparer à Aix-la-Chapelle et à
Uriage.

Le parallèle avec Aachen se justifie par l'analogie
de température, de principes salins et d'applications;
mais dans cette dernière le principe sulfureux est plus
fugace. Uriage est beaucoup moins chaud et plus
chargé de matériaux actifs.

Un grand nombre d'eaux des Carpathes que nous
venons de parcourir sont chlorurées sulfurées; je
pourrais dire, c'est presque la règle.

Rappelons parmi les eaux d'Espagne de ce type
La Puda et mieux encore Archena. En Italie, Acqui,
Abano, la Porreta et les sources autour du golfe de
Naples.

Donc nos ouvrages classiques sont très incomplets
sur ce point.

D'autre part, le groupe des Carpathes, pris en bloc,
peut être mis en regard de notre série des Pyrénées :
chaîne de montagnes probablement de la même époque
géologique; haute thermalité, abondance, principes
sulfurés associés au sel. Cependant que de différences! Le principe salin est si faible chez nous qu'il
doit être négligé. Donc nos eaux des Pyrénées sont
sulfureuses presque pures, sulfureuses type. Quant à
l'installation, elle est encore fort supérieure en dépit
de la marche en avant des villes thermales hongroises.

GROUPE DE BOHÊME

Nous avons mentionné plus haut l'occupation successive de tribus celtiques, germaines, saxonnes, slaves, lesquelles ont laissé des traces dans la physionomie de la population.

La Bohême est un joli coin de l'Autriche, entouré de montagnes : au S.-O., le *Böhmerwald*, côté de la Bavière ; au N.-O., l'*Erzgebirge*, côté de la Saxe ; au N.-E., le *Riesengebirge*, côté de la Silésie. Le *Mittelgebirge* est un plateau montagneux placé entre le B. wald et l'Erzgebirge.

Le pays a de grandes forêts et beaucoup de prairies, néanmoins de bonnes terres en culture. Situé entre le 48° et le 50°, il fait partie des climats froids ; la neige l'hiver dépasse un mètre. En été, quelques jours de forte chaleur tempérée par les fraîcheurs du matin et du soir.

L'étude du sol fait connaître : des massifs granitiques comme en Saxe ; celui du Sud vers Linz est le plus étendu ; des gneiss grenatiques ; des schistes cambriens ; une faune silurienne nette ; des bassins houillers. Les roches éruptives nous intéressent spécialement, telles que trachytes, basaltes, leucites avec olivine, phonolithes, etc. Ces éruptions paraissent avoir traversé l'éocène et les coulées se sont épanchées dans des vallées pliocènes. Analogie avec les éruptions tertiaires d'Auvergne. Beaucoup de gîtes métallifères comme en Saxe, fer, cobalt, cuivre, antimoine et les roches stannifères de Graupen.

Type des eaux : alcalines salines avec prédominance du sulfate sodique.

Les grandes villes d'eaux de la Bohême ont pris un accroissement considérable et ne démentent point leur renommée européenne. Il suffit de nommer Carlsbad, Marienbad, Franzensbad, Teplitz.

Elles se trouvent groupées à l'angle N.-O., le long de l'Erzgebirge ; aujourd'hui accessibles par toutes les grandes lignes des chemins de fer européens, soit qu'on arrive d'Autriche ou d'Allemagne. Cette situation au centre de l'Europe et à portée de tous les grands États n'a pas peu contribué au progrès et à la prospérité, Joignez-y le confortable, la propreté, la bonne qualité des aliments, l'honnêteté et la gracieuseté des habitants et vous comprendrez pourquoi l'on y va et pourquoi l'on y revient volontiers.

Quelles que soient les facilités du chemin de fer, je donne encore la préférence à la voiture pour visiter ces beaux lieux.

Ainsi, de Franzensbad à Carlsbad, en cinq ou six heures on suivra l'Eger coulant au milieu des rochers ; le coude d'Elbogen, le château et le parc de Falkenau. — De Marienbad à Carlsbad, une cinquantaine de kilomètres en 5 à 6 heures. La route suit la vallée granitique de la Tepl, rivière sinueuse qu'elle traverse plusieurs fois. Dans la salle de l'auberge de Potschau est un tableau de la vie de Napoléon. Plus loin le château de Beaufort, famille belge.

De Carlsbad à Teplitz, une centaine de kilomètres en 12 heures. Bon hôtel à Kommotau pour passer la nuit. Le bataillon de chasseurs manœuvrait sur la grande place du Rathauss. — Aux environs est le pèlerinage de la Vierge.

La première partie du trajet est sur un plateau d'où se voient les sommets coniques de l'Erzgebirge au N.

et du Mittelge au S. Ensuite le chemin descend
dans les gorges profondes de l'Eger et dans la plaine
cultivée. Un arrêt à la fabrique de porcelaine de
Klosterlé. Autre arrêt à Bilin dont il sera question
plus loin et à Dux (1).

CARLSBAD

La grande ville thermale de la Bohême, connue des
deux mondes. Admirablement placée, au centre de
l'Europe à égale distance de Paris, de Londres, de
Rome, de Bucharest. De Paris, 20 heures par le train
rapide; de Vienne et de Francfort 10 heures, de
Munich 8 heures, de Berlin 9 heures.

C'est un encombrement à la gare centrale; mais des
jetons pour voitures sont distribués à l'arrivée. Pis-
teurs comme à Vichy dont il faut se garer.

Histoire. — Fort intéressante, s'il était possible
de s'y arrêter. Renvoyons au livre de Hlavacek, aux
mémoires du chevalier de Caro; au *Tractatus de ther-
mis Car. IV*; aux œuvres de Becher.

En 1358 se place la légende du cerf. Dans les siècles
derniers et encore dans la seconde moitié du xixe, les
inondations de la Tepl causèrent de grands ravages.
Les incendies, entre autres celui de 1604, ne furent
pas moins désastreux.

(1) A Dux est le château de Wallenstein. Parmi les objets
curieux : son grand cheval blanc empaillé ; ses bottes d'un seul
morceau de cuir et les souliers de sa femme à talons très hauts ;
la pertuisane qui le transperça. Chose curieuse, des modèles de
fusils à aiguille. Au Stadthauss d'Eger on montre le portrait du
grand capitaine, le tableau du meurtre, l'épée, les drapeaux
pris aux Suédois, enfin la chambre du banquet où furent mas-
sacrés ses compagnons.

Carlsbad se relevait toujours et recevait les souverains et hommes célèbres : Pierre le Grand, Marie-Thérèse ; empereurs et impératrices d'Autriche ; Guillaume et Bismarck ; Schiller qui y avait sa maison ; Göthe dont la lettre de 1806 respire l'enthousiasme. Dans l'une de mes cures, je me suis rencontré avec le duc de Nemours et le général Todleben.

Un simple coup d'œil sur les kurlistes donne la mesure du progrès : en 1875, 20.000 p. ; en 1892, 35.000 ; en 1902, 52.000, sans compter au moins autant de touristes ou gens de passage. La masse est de nation allemande ; Russes, 5-6.000 ; Anglais, 1 millier ; Français, 600. Avant 1870, ces derniers n'étaient pas plus de 3-400. Du reste, tout ce qu'on a écrit sur l'envoi des clients français en Allemagne repose sur des assertions vagues et légères. — L'exportation des bouteilles qui était, trente ans en arrière, de 5-600.000, arrive à 2 ou 3 millions. — Les malades peuvent se rassurer ; ils trouveront une centaine de docteurs allemands ou étrangers. Curtax après 8 jours, 1ʳᵉ classe, 20 k.

État actuel. — La ville, 15.000 h., s'étend N.-S., dans la vallée étroite de la Tepl, rive gauche, sur une longueur de 3 kilom. Moins riante que Marienbad, bien que les percées nouvelles aient donné à ses vieilles rues l'air et la lumière. Autrefois elle rappelait notre vieux Mont-Dore.

Les parcs rompent la monotonie de cette longueur interminable. Le centre est entre *Stadtpark* et *Pupp's Anlagen ; Franz Joseph park* est plus haut et *Kaiserpark* au loin sur la Tepl. Rien de plus charmant et de plus animé que la longue promenade sur la courbe de la rivière jusqu'à *Post hof* et *Freundschaft saal*, où le café est servi par de gracieuses jeunes filles au corsage noir, où les salons luxueux retentissent des accords d'une excellente musique. Le matin, au café de l'Éléphant, premier déjeuner avec les fameux petits pains.

Parmi les hôtels dont la liste s'allonge tous les jours : Pupp sur l'*Altewiese* qui compte 300 chambres, des salles à manger bien décorées, un grand café restaurant, des promenades ombragées, le tout à des prix élevés.

Vers ce côté privilégié, en remontant le cercle de la Tepl, l'animation est extrême ; partout cafés, restaurants, musique ; longue file de promeneurs.

D'élégantes villas peuplent les pentes du Schlossberg (1).

Sol. — Le granite est le plus répandu ; il encaisse le lit de l'Eger. Sa teinte est blanchâtre ou grise ; son aspect parfois ruiniforme et présentant des cavités à dépôts calcaires ; sa consistance dure ou tendre

(1) Les promenades des environs sont parfaitement entretenues et indiquées par des poteaux : sur la rive droite *Rudolps· höhe Dreikreuzberg, Königs Otto höhe* où l'on monte en une heure à travers un bois de hêtres et d'où se dessine l'ouverture N.-O. de la vallée. Rive gauche : le Saut du Cerf, *Hirschsprung*, où sont la pyramide de Thérèse d'Angoulême et le buste de Pierre le Grand. Du rocher du saut se voit en face le K. Otto et dans le lointain l'Erzgebirge.

Plus loin *Aberg* par Findlater temple, chemin de forêts, vue de la tour ; on revient par *Ziegerhütte. Aich* offre la même vue ; rocher de *Hansheiling* et fabrique de porcelaine.

A *Dalwitz*, 45 minutes à pied, autre fabrique de porcelaine ; il faut traverser l'Eger. La chose curieuse, les trois vieux chênes, attire les promeneurs. J'ai mesuré au plus gros 8 mètres de tour et le double en y comprenant le cercle des racines. Un vieux tilleul, 5 mètres de tour.

Partout des cafés-restaurants pour se reposer et pour se refaire.

jusqu'à se couper au couteau. Viennent ensuite le gneiss et les schistes cristallins. Les roches éruptives sont celles indiquées plus haut : trachytes, basaltes, phonolithes, porphyres à cristaux feldspathiques.

La ligne thermale s'ouvre entre deux variétés de granite : *Zwischen grob und fein Kornigen*. Une grande fissure suit le cours de la Tepl ; d'autres fissures sont latérales. Le Sprudel sort à un croisement. L'eau, se dépouillant rapidement de son gaz par la chaleur et la force du jet, donne des croûtes calcaires.

Climat. — Traits généraux du climat de Bohême : Durant la saison, journées chaudes ; fraîcheur du matin et du soir. Je conserve le souvenir des matinées froides du commencement de septembre, entre autres le 3 septembre où, dans l'ancienne galerie de bois, on grelottait. Les bains furent un moment suspendus. Cela n'empêcha pas plusieurs jours chauds un peu après. La vallée s'ouvrant N.-O., ce vent pousse la pluie froide.

Lat. vers le 50e ; alt. 375 m. ; moyenne annuelle 7-8° ; saison 14-15°. Les neiges de l'hiver fondent plus vite qu'ailleurs à cause du grand bassin thermal ; la croûte du Sprudel brûle les pieds. En outre les forêts environnantes et surtout les arbres verts protègent la ville.

De là une cure d'hiver de plus en plus suivie et des distractions offertes aux clients.

Sources. — Une quinzaine sans compter celles du lit de la Tepl, les gazeuses pour la table et les filets gazeux des caves. Leur description particulière nous mènerait trop loin. La bénédiction des sources a lieu le 1er mai.

Le *Sprudel*, la gloire de Carlsbad, a, depuis 1879, une colonnade digne de lui. Il lance son énorme gerbe avec une trentaine de pulsations par minute en couvrant tout d'une épaisse buée. J'ai trouvé, comme Seegen, la température entre 73 et 74° (58,5 R.). L'eau, à 60° dans le verre à boire, avait encore 50 en arrivant à la rivière. Aujourd'hui mêmes chiffres. Le débit dépasse 4.000 m. cubes.

L'incrustation rapide par le dépôt calcaire a été mise à profit pour la pétrification des objets à l'instar de S. Nectaire et de S. Allyre. La croûte brûlante qui revêt le sol d'un pavement ondulé est percée de fissures toutes fumantes, et il a fallu prévenir par des forages le danger des ruptures ; un forage nouveau a créé un second Sprudel. Pour comprendre la force ascensionnelle de ce petit volcan d'eau chaude, il faut le voir jaillissant en toute liberté au moment du passage des têtes couronnées.

Les sources les plus chaudes après le Sprudel sont *Joseph qu.* et *Felsen qu.*, celle-ci sortant de rochers noirs basaltiques, *Bernard*, dans un caveau, quelques-unes dépassant 60° ; *Theresien*, un peu moins.

Nous arrivons à d'autres fontaines dont la vieille renommée le cède peu au Sprudel : *Schloss.*, *Markt*, et *Mühlbrun* qui ont leurs rotondes, leurs colonnades, voire même le double escalier montant au Schloss. br. Le matin la foule des buveurs se presse en longues files.

Les sources ci-dessus, moins chaudes, sont sujettes à quelques variations. J'ai relevé, comme Seegen, une moyenne de 50°, aujourd'hui moindre, 40 à 45°. Le goût est alcalino-salin de même qu'au Sprudel, mais plus piquant.

Un seul mot du *Kaiserbr.* au bain militaire, temp. 48°, et du *Spitalbr.*, temp. 37°.

Déjà Berzelius et Steinmann avaient reconnu l'analogie de constitution. L'ancienne analyse de Ragsky et celle de Ludwig, 1879, ne sont pas bien différentes. La densité 1.005 à 1.006 correspond à environ 6 gram. de principes fixes : sulfates alcalins 2,6 dont sulf. de soude 2,4 ; bicarb. de soude 2 ; bicarb. terreux 0,65 ; chlor. de sodium 1 ; silice 0,08 ; peu de fer, peu de lithine, etc.

L'acide CO^2 libre est d'un demi-volume dans Schloss. br. 100 cm. cubes seulement dans Sprudel. Le caractère principal se tire de la proportion dominante du sulfate alcalin.

D'où le nom d'alcalines salines *Alkalische-Muriatische salinische.*

Le sel de Carlsbad prôné par Becher, assez en faveur chez nous pendant un temps, représente, de nos jours, une production de plus de 100.000 kilos par an. Je l'ai vu préparer en utilisant la chaleur du Sprudel ; maintenant c'est à la vapeur. De même qu'à Vichy la saturation par le gaz carbonique reconstitue le bicarbonate de soude.

Ce sel est pulvérulent, d'une saveur fraîche, amère et salée. Il renferme les principaux éléments, sauf les sels terreux ; il contient beaucoup d'eau de cristallisation. Entièrement soluble dans l'eau, peu dans l'alcool. Le soluté aqueux m'a donné une réaction alcaline vive, presque nulle pour CaO et MgO ; des précipités nets par l'antimoniate de potasse et par le chl. de platine.

Pour les bains de boue, on emploie une terre noire semée de débris végétaux laquelle a peu d'odeur et de goût ; on lui a reproché sa faible teneur en sels solubles. Elle est chauffée dans des tonneaux avec l'eau du Sprudel.

Encore à signaler comme produits les pastilles et le savon minéral.

Bains. — Ils ont pris de l'importance et ont subi de grandes transformations.

Le *Kurhauss* date de 1867 ; j'y ai fait alors ma première saison et le nombre des bains ne dépassait pas quelques centaines. Un grand escalier débouchait dans le vestibule central d'où un couloir de 3 mètres de large conduisait aux cabinets de bains d'un cube de 30 mètres et ayant des baignoires de 500 litres. Au premier, salle de fêtes et restaurant très suivi. Aujourd'hui le sous-sol a une piscine populaire et une trentaine de cabinets de boue ; au rez-de-chaussée, 50 cabinets du Sprudel refroidi et bains de vapeur ; au premier, bain gazeux. Cet établissement, le plus suivi, donne 160.000 bains.

Le nouveau *Sprudel-bad*, 1878, très supérieur à l'ancien, possède 30 cabinets.

Le *Neubad*, 1880, a 48 cabinets dont la moitié pour la boue.

Le *Kaiserbad*, le dernier en date, est le premier en magnificences. Façade Renaissance monumentale, vestibule, escalier grandioses. Dans le sous-sol, hydrothérapie ; entresol et premier, 50 cabinets à boue ; au second, 25 d'eau minérale. Bains turcs, russes, électriques. Gymnase suédois et massage. Les prix sont plus élevés jusqu'à 6 kr. 1re classe et le nombre de bains n'est que de 50.000.

Dans la salle à manger du *Militarbad* est un grand tableau de la légende et le portrait du Dr Hochberger fondateur, auquel je dois bien des renseignements. Baignoires des officiers, piscine des soldats ; logements pour 150 ; 4 saisons.

Le *Militär Kurhauss* date de 1896.

En outre hôpital des Juifs, des étrangers.

Les bains en maisons privées sont préférés par nombre de malades. Les établissements en donnent 350.000. La moyenne serait de 6 bains par tête.

La cure. — Cela dit, sera-t-il permis de répéter : « On ne se baigne pas à Carlsbad. » Voici ce que je tiens des vieux médecins de la station :

La vieille pratique consistait dans le bain seul, très long, jusqu'à 10 ou 12 heures, ce qui provoquait le *hautfresser*. Plus tard, c'est une débauche de boisson, 50 verres ; Becher en prescrivait encore 20. (Les choses ne se sont pas passées autrement à Vichy.) En 1571 une archiduchesse buvait 8 chopines et restait 6 heures au bain.

La mode a changé souvent les habitudes. J'ai dit qu'en 1868 les bains étaient plus rares ; on buvait tout autant, proportion gardée. En 1871 le total des bains n'arriva pas à 50.000. Mais n'oublions pas que, depuis 30 ans, le nombre des baigneurs a doublé.

La journée est bien remplie : entre 5 et 6 heures du matin commence la tournée des sources. De 8-9 le café au lait avec les petits pains ; un peu plus tard le bain sous ses diverses formes. Dîner à 1 heure, repas principal ; repos et puis promenades, excursions. Quelques-uns boivent encore un peu, même en se couchant. Souper vers 8 heures. Théâtre et concerts ou bals par exception.

Aujourd'hui plus d'excès dans le traitement : 2 à 6 verres, maximum un litre. Bains de 30 minutes à 1 heure, tempérés ; bains de boue plus chauds et plus courts.

Le régime, plus sévère à une époque, était devenu

un épouvantail quand on se couchait avec la *Sprudel Soup*, maigre repas du soir. J'ai vu, dans les salles à manger, les affiches comminatoires contenant le *fas* et le *nefas* de la cuisine. D'autre part, j'ai le souvenir de repas très complets aux hôtels d'Anger et de Russie, aux heures françaises. Les médecins actuels, plus tolérants, tiennent compte des habitudes de chaque nation. Le potage à l'orge est servi le soir, mais avec viandes blanches et compotes; cela n'est pas plus mal pour l'estomac qui a besoin d'être libre de grand matin. J'ai vu des Russes faisant un gros repas de 1 à 2 heures et se contentant du thé le soir.

Indications. — Elles peuvent se tirer de l'action sur l'organisme, avant tout de la clinique.

Toutes les sources sont laxatives ou purgatives; il n'y a qu'à voir le nombre des cabinets W. C. Deux ou trois selles molles sont le résultat normal; il n'est pas bon qu'elles soient nombreuses et liquides, car elles pourraient amener la constipation. Le Sprudel, par sa température, est moins sûr et même produit quelquefois d'emblée l'arrêt des évacuations; dans ce cas, le médecin se gardera d'augmenter la dose.

La diurèse a été l'objet de controverses : Seegen, se fondant sur ses expériences physiologiques dont ses chiens étaient les principaux sujets, nous soutenait, contre l'évidence de chaque matin, que l'eau n'était pas diurétique, mais résolutive et modificatrice de la nutrition; en ce dernier point, nous sommes d'accord, Il a constaté une diminution des produits uriques, des sulfates et une augmentation des phosphates.

Le Sprudel est stimulant et diaphorétique, ce qui contrarie un peu les effets sur le canal digestif et sur le rein. Il peut être, au début, la cause de malaise, de vertige, d'insomnie. Je me rappelle un cas de ce genre où il y eut, quelques jours, état hypocondriaque et incapacité intellectuelle. Quoi qu'il en soit, on a pu dire : *Müssen alle Andern quellen dem Sprudel weichen.* Craint-on le gaz des autres sources, le Sprudel refroidi rendra service.

Les vieux auteurs parlent de crises par les selles, les urines, les sueurs ; en dépit des railleries de leurs successeurs, je ne puis m'empêcher de dire que certaines de leurs observations paraissent concluantes. Pour Seegen, les crises diarrhéiques sont dues aux refroidissements, ou bien aux erreurs de régime. La remarque est juste surtout en pays de montagne. L'apparition des hémorrhoïdes semble quelquefois un phénomène critique.

La vertu résolutive est ici en première ligne : *K. löst auf ohne zu schwächen.*

Les indications sont tellement nombreuses qu'il faut, à l'exemple de Seegen, se limiter à celles qui dominent la clinique.

Constitution plutôt faible, tempérament nerveux, teint plus ou moins jaune, tel est le type qui me semble représenter le baigneur de Carlsbad.

La pléthore abdominale et l'obésité nous occuperont plus spécialement à propos de Marienbad. Néanmoins je dois signaler un cas où plusieurs saisons et un régime sévère amenèrent une réduction de 150 à 100 kilos, cas exceptionnel.

Le *diabetes mellitus* se lie souvent à l'obésité ; alors la dose de boisson doit être augmentée avec la sudation, l'exercice et le régime. En même temps que diminue le poids du corps, la soif s'atténue et les urines tendent à redevenir normales ; souvent exemptes de sucre en 4 ou 6 semaines. Il est vrai qu'il reparaît aisément, mais en moindre proportion. Le Dr Anger me montrait sa liste de diabétiques : 10 guérisons sur 200 ; quelques-uns d'entre eux, amaigris et affaiblis à l'arrivée, voyaient leur nutrition s'améliorer.

Les rhumatisants trouvent ici l'eau chaude, les goutteux l'eau alcaline. Le traitement de la goutte a fait une partie de la renommée de Carlsbad. J'y ai vu un praticien de Paris arrivé presque impotent et à demi guéri après dix saisons.

Les maladies de l'estomac et du foie sont une spé-cialité. La gastralgie, le pyrosis réclament l'eau chaude à dose modérée ; quelques onces du Sprudel agissent à la façon d'un narcotique pendant les accès ; l'eau gazeuse serait offensive. Dans les catarrhes chroniques muqueux ou pituiteux, il en est autrement. S'il y a hyperesthésie ou gastrorrhagie, contre-indication.

Souvent un catarrhe intestinal persiste après les fièvres des pays chauds. De faibles doses du Sprudel suffisent ; Gans me fit voir un jeune médecin allemand très émacié qu'il avait guéri. J'ai vu un autre cas de guérison après une crise de furoncles. D'un autre côté, certaines diarrhées dysentériques ne cédaient pas.

Dans la constipation, les eaux amères purgatives ne sont qu'un remède du moment. La cure dont il s'agit n'est efficace qu'à la condition d'agir à doses modérées, ce qui permet de prolonger et de restituer peu à peu à l'intestin son énergie musculaire ; un traitement bru-tal ne fait qu'aggraver le mal. L'alternative de resser-rement et de relâchement constitue un cas rebelle.

La constipation une fois guérie, disparaissent les migraines, les vertiges et l'état hypocondriaque. Une amélioration stable ne s'obtient qu'en renonçant à un régime animal trop exclusif, à une vie trop sédentaire, origine des stases veineuses de l'abdomen.

Les maladies du foie sont une des spécialités les plus nettes : depuis la lithiase biliaire, les coliques et l'ictère jusqu'aux hypertrophies énormes du foie apportées des colonies. Je ne saurais oublier le cas de deux officiers de l'armée des Indes que Hochberger me fit examiner dans son cabinet; le foie et la rate descendaient jusqu'aux aines; quinze jours plus tard il y avait diminution de 5-6 centim. J'eus l'occasion de voir des faits analogues chez des officiers hongrois casernés à Komorn, place forte entourée de marais comme Mantoue.

Autrefois se voyaient, encore aujourd'hui, circulant sous les colonnades, ces faces ictériques à teintes jaunes ou demi noires, emblème de la chronicité hépatique.

La cirrhose des alcooliques n'est acceptable qu'au début. Rien à faire pour les foies granulés atrophiés, pour les dégénérescences syphilitiques, cancéreuses, etc.

La gravelle urique trouve ici le remède alcalin; mais en dépit de la théorie la gravelle phosphatique compte aussi des succès.

J'ai noté un cas d'albuminurie très amélioré chez un jeune Hollandais de 27 ans, qui venait de Java.

Il est question de catarrhes bronchiques; l'eau alcaline chaude, coupée de lait, convient assez; mais le climat est peu favorable. En septembre, par les matinées froides ces malades toussaient beaucoup; s'il y a congestion pulmonaire, contre-indication.

D'une façon générale, cette eau, si heureusement constituée par la bonne nature, s'applique à un grand nombre de maladies chroniques; ausssi a-t-on pu dire :

Carlsbad *spital der ganzen welt!*

Parallèle. — Avec Vichy ; rien de plus délicat que ces comparaisons qui ne peuvent contenter tout le monde. Deux rivales, d'origine ancienne et de haute renommée, d'installation confortable et luxueuse. Les nouveaux thermes de Vichy comblent enfin une lacune qui était regrettable.

Vichy est au centre de la France et à la portée de l'Espagne ; Carlsbad, au centre de l'Europe. Les touristes abondent aux deux villes thermales ; Carlsbad compte plus de malades. Par sa disposition en longueur dans une vallée resserrée, cette dernière est moins gaie que Vichy où l'animation se concentre autour du parc. Ici l'art a tout créé, et la vie y est plus mondaine.

Vichy a un climat plus doux, mais plus mou ; ses collines sont plus basses que les montagnes de Bohême.

Dans les deux contrées apparaissent les roches éruptives tertiaires et les émanations gazeuses.

Des deux parts, sources chaudes gazeuses ; plus chaudes et plus abondantes à Carlsbad. Ici elles sont bien alcalines, mais mixtes avec plus de chlorures et surtout de sulfates alcalins ; tandis qu'à Vichy domine le bicarb. de soude d'où l'alcalinité plus accusée. Des deux parts la boisson est l'agent principal.

La Cure, dans la station bohémienne, se poursuit sous une discipline plus sévère et un régime plus rigoureux auxquels les peuples latins auront du mal à se soumettre.

Vichy constipe, Carlsbad purge ce qui prévient les congestions.

Clinique analogue pour le tube digestif et le foie. Carlsbad s'adresse **mieux** à la pléthore abdominale avec hémorrhoïdes ; à l'obésité, à la constipation ; aux hépatites des pays chauds et aux fièvres paludéennes. Vichy au diabète, aux coliques hépatiques.

Tout cela n'a rien d'absolu.

Gieshübel. — Connue d'Hoffmann, appelée *König's Otto* depuis le passage du roi de Grèce, est à 12 kilomètres de Carlsbad, par une route charmante qui suit, vers N.-E., la vallée Eger dont le lit profond coule à travers rochers et bois de sapins.

Kurhauss, restaurant suivi, établissement hydrothérapique. Un escalier raide monte à la terrasse (vue de montagne) et à la source pétillant dans un bassin de marbre.

Elle sort des fissures du granite, au pied du *Buchberg* où la roche basaltique noire est colorée par des taches ocreuses.

Elle est piquante, agréable. Steinmann indique 9-10° ; j'ai trouvé 8° en été. Débit 15 m. cubes. Sur 2,2 de sels, bicarb. sodique 1,25, terreux 0,6 ; de fer 0,06, Dans le dépôt traces As,Cu. Titane, CO^2 I V. 1/2.

Löschner met en cause la décomposition des silicates alcalins des basaltes par le gaz.

Indications : celles des eaux gazeuses, alcalines faibles.

L'eau, fortement gazeuse, s'exporte en grand dans les deux hémisphères. En 1870 c'était un chiffre de 300.000 bouteilles ; en 1875 2 millions, en 1900 8 millions. Le succès se comprend.

Un kilomètre plus loin est la fontaine d'*Elisabeth* au milieu de rochers granitiques.

MARIENBAD

A 35 kilomètres d'Eger par le chemin de fer *Wien-Eger* ouvert en 1872. Un train électrique conduit de la gare en ville. Une des villes d'eaux les plus coquettes au sein d'un amphithéâtre de sapins.

Histoire. — Ce n'est plus l'antiquité de Carlsbad ; ici tout est moderne. Il est bien question des anciennes sources de *Tepl* ou d'*Auschowitz* ; mais ce n'est qu'en 1818 que la ville thermale est officiellement reconnue. En 1868 j'ai assisté au cinquantenaire ou jubilé : grande fête religieuse, procession aux flambeaux, illuminations, drapeaux au vent ; grand dîner à Klinger, bal populaire où paraissaient les costumes du pays.

Le Dr Nehr, mort en 1820, est le vrai fondateur. Il a décrit l'état pitoyable du village au milieu des marais ; la misère des logements, on apportait son lit ; une seule maison de bains pour les infirmes. — Plus tard, le Dr Heidler inaugure les boues. Son livre est un modèle de sage pratique. Kratzmann, son gendre, nous a laissé un bon ouvrage. Les anciens praticiens que j'ai connus, plus de trente ans passés, ont presque tous disparu ; Kisch continue ses intéressantes publications.

Je dois rendre hommage aux abbés directeurs de Tepl, depuis Karl Reitenberger, qui ont tant fait pour la gloire et la prospérité de leur station. Voir pour détails historiques le livre de l'abbé inspecteur Staab, 1872. Je ne puis oublier ses intéressantes causeries.

A l'heure actuelle, Marienbad est une ville élégante, bien bâtie, percée par une grande voie, *Kaiser Strasse*, qui part de la gare. Le parc remanié est en bordure, dominé par les hôtels et villas sur les pentes ombragées. Le panorama se développe de la terrasse de Bellevue, des hauteurs du *Kreuzberg*, de la tour du Belvédère, d'*Hamelikaberg*, etc. La vue de la contrée est complète du haut du Podhorn, 850 mètres, à 5 ou 6 kilomètres de là : au S. le Böhmerwald, à l'O. le Fichtelgebirge, à l'E. les étangs de Tepl.

Hôtels nombreux : ancien Klinger, sa vaste *Speise saal* toujours animée ; Impérial, Casino, etc. Restaurants. Nouveau Kurhauss de 1900 offrant le luxe et les ressources des grands casinos modernes. Promenades de forêts bien entretenues représentant un parcours de 60 kilomètres (1).

La Curliste est intéressante à consulter : en 1824 500 personnes ; avant 1870 environ 6.000 dont 2 ou 300 Français quelques-uns de grandes familles ; après 1870 10.000 et peu de Francais ; après 1880 12.000 et, en 1902, 23.000 dont 300 Français et 3.000 Russes. Exportation : un million de bouteilles.

La Curtax a doublé comme ailleurs (20 k. 1re classe et musique 10 k.). On compte une cinquantaine de médecins.

Climat. — Vallée ouverte au S., entourée de montagnes dont le plus haut point vers 1000 mètres. Aux environs, 40 hectares de forêts. La ville est sur la pente N.-O. du Mittelgebirge qui se relie à l'Erzge et au Fichtelge.

L'altitude, 630 mètres, dépasse de 250 mètres celle de Carlsbad et nous n'avons plus ici la nappe thermale. Aussi le climat est plus rigoureux : moyenne an-

(1) Göthe, grand amateur de thermes, fut un des premiers clients en 1821, 22 et 23 ; envoyé par Hufeland qui y vint à son tour.
La fondation de l'abbaye de Tepl remonte à plus de 880 ans.

nuelle un peu au-dessus de 6°, inférieure à peine à celle
de quelques sources ; été 14-15°, hiver — 2°,5. Maximum 30°, minimum — 20°. Neiges très épaisses et
persistantes. Les changements sont brusques en été
après des orages ; j'ai vu, fin août, le thermomètre descendre brusquement à 8 ou 10° et la neige sur les sommets, ce que j'avais noté fin juillet au Mont-Dore. En
septembre les rhumatisants ont à se garer des fraîcheurs du matin et du soir. — Pluies assez fréquentes
venant du N.-O. ; la pente du terrain prévient l'humidité (1).

Bonne canalisation d'eau potable.

Sol. — C'est l'extrémité du plateau de Mittelgebirge. Le granite occupe le haut de la vallée ; en bas
amphibole et micaschiste. Le granite est semé du
même pétrosilex qu'à Carlsbad ; celui de Tepl est
sorti à travers les schistes cristallins.

Les basaltes de Bohême se retrouvent sur la ligne
S.O.-N.E. Celui du Podhorn est gris foncé, à grain fin.
Toujours la connexion des eaux alcalines avec ces roches
éruptives tertiaires (*Geognostishe Skizze*, Reuss).

Presque toutes les sources que nous allons étudier
sortent de fissures granitiques.

Sources. — Heidler en comptait 123 dont plusieurs ne sont que des gazeuses simples (*einfache
saüerlinge*).

Le *Kreuzbrun* a fait la réputation de Marienbad. Il
est au centre et la foule se presse, le matin, sous sa
double rangée de colonnes blanches. Un grand pro-

(1) En 1868, du 6 au 20 août les journées furent belles et
chaudes ; un orage amena ensuite plusieurs jours de pluie
froide. En 1869, du 5 au 25 août même chaleur, ensuite même
pluie froide. — J'ai vu faucher le blé pendant la première
quinzaine d'août.

menoir fermé de 100 mètres de long sur 10 de large porte le nom de *Brunnensaal*. La belle tête de Nehr se dresse sur une pyramide. Une grande allée de peupliers sert de promenade.

Le *Ferdinandsbrun*, à 1 kil. 1/2 sur la pente de l'Hamelika, a aussi sa colonnade blanche surmontée d'un dôme.

Ces deux sources constituent le groupe principal alcalino-salin : temp. 10-12° ; débit peu considérable. Le gaz CO^2 est d'un demi-volume pour le Kreuzbrun et de plus d'un V. pour Ferdinand. Les sels de 9 à 10 grammes dont sulfate de soude 5, bicarb. et chlorure sodique, chacun près de 2 grammes ; bicarb. ferreux 0,05 et 0,08.

La nouvelle source *Alexandrine*, recaptée en 1900, est analogue.

Les deux sources *Ambrosius* et *Carolinen* forment le groupe des ferrugineuses, beaucoup moins riches en principes salins. D'après la nouvelle analyse, Ambrosius aurait 0,16 de sel ferreux, plus que le chiffre du Pouhon de Spa.

La *Waldquelle*, voisine du Kreuzbrun, se distingue par sa basse temp. 6° (moyenne du lieu) et par sa plus forte teneur en sels terreux. — De même le *Rudolph* par les sels calcaréo-magnésiens.

La *Marienquelle* se voit dans un grand réservoir de 600 m. cubes où elle est surmontée d'une épaisse couche de gaz, objet d'expériences amusantes. C'est la plus abondante et la moins minéralisée ; ressource principale pour les bains gazeux. D'autres sont également affectées à la balnéation.

Le sel de Marienbad, ancien sel de Tepl, du Kreuzbr. puis du Ferdinand, est un produit d'exportation, semblable au sel de Carlsbad dont il a les caractères physico-chimiques. Après avoir déposé 24 heures dans des tonneaux, l'eau est évaporée à 50 cu 60°, puis concentrée et filtrée à la chausse de façon à déposer le fer et les terres ; enfin la cristallisation au frais produit de gros prismes hexagonaux à sommets dièdres. Il renferme du sulfate, du carbonate et du chlor. de sodium ; les paquets délivrés à la source favorisent la purgation.

Boue. — La terre marécageuse, dite *Moorerde*, se tire de champs tourbeux, *Moorlager*, situés dans des creux sur des pentes, conditions générales des tourbières. Le nouveau Moorlager a une superficie d'un hectare et demi. J'ai trouvé une couche superficielle d'humus gazonné, puis la terre ocreuse, enfin la terre noire, grasse au toucher ; d'une odeur sulfureuse et marémateuse, d'un goût styptique ; des efflorescences salines et du soufre. Cette terre est semée de débris végétaux, même de troncs d'arbres, de pyrites, de fragments ocreux. Les sources gazeuses des excavations étaient à 8°, très acides et sulfureuses, noircissant vivement les papiers de plomb et de noix de galle

Nous verrons plus bas, à propos de Franzensbad, quelles transformations subit cette terre ; exposée à l'air, elle est oxygénée et transformée de façon à donner des sels solubles.

La terre desséchée sous des hangars est mise en poudre, puis chauffée à la vapeur dans des cuves avec l'eau minérale, puis écoulée dans des baignoires de bois à roulettes. Le mélange d'eau minérale permet de graduer la température.

D'après l'ancienne analyse de Lehman, cette boue serait la plus riche en fer que l'on connaisse. Un bain contiendrait 10 livres de sulfate de fer et une d'acide formique. La transsudation à travers les joints du tonneau engendre des croûtes salines d'un vert foncé et d'un goût styptique, salé, amer. La boue contient encore du phosphate de fer et des acides organiques.

Bains. — Il y avait autrefois l'Altes et le Neues-badhauss. Le premier, grand bâtiment à cour intérieure, avait de grands cabinets et une centaine de baignoires. Aujourd'hui remanié, il est devenu le *Zentralbad* beaucoup plus important. A côté est le *Moorbadhauss* pour bains de boue et hydrothérapie. Le *Neubad*, 1896, fixe l'attention par son style Renaissance, son vestibule à colonnes, ses salons de repos, ses bains de luxe *Furstenbad*, la profusion des marbres et, avant tout, par les formes variées de la balnéation.

A regret nous renonçons à la description de ces édifices modèles. Contentons-nous de dire qu'il y a plus de 250 cabinets, des piscines, des salles d'hydrothérapie ; des bains d'eau gazeuse, d'eau ferrugineuse, de boue, de gaz ; des bains turcs, russes, électriques ; des bains de boue locaux et même des baignoires à eau douce. Pour les bains aromatiques, c'est un décocté de pointes de pin.

Nous ferons remarquer l'extension considérable des bains de boue. Au Zentralbad les moorbader sont aussi nombreux que les bains minéraux.

La vogue des bains n'a pas enlevé son importance à la médication interne. Les sources sont toujours assiégées le matin. D'autre part le petit-lait et les eaux étrangères.

L'eau du Kreuzbrun transportée se conserve longtemps sans altération.

La cure. — Heidler et Kratzmann nous parlent

d'une méthode ancienne qui consistait à absorber en quelques jours de grosses doses jusqu'à 20 ou 30 livres en 24 heures. Les mêmes exagérations ont existé autrefois à Vichy. La dose actuelle est de quelques verres sans aller au delà du litre, le matin à jeun en se promenant.

Souvent le médecin débute par la boisson seule ; les effets purgatifs sont plus tranchés qu'à Carlsbad et aussi la diurèse, moins de tendance à la transpiration ; ce qui s'explique par la différence de chaleur et de minéralisation.

Les bains minéraux, chauffés à la vapeur, conservent assez leur gaz, ce qui permet de les prendre plus frais. Les bains de boue sont plus chauds 36-38°, ce qui élève le pouls et pousse à la transpiration. Leur durée est moitié moindre. L'oppression initiale est due à la pression mécanique du liquide pâteux ; l'irritation cutanée a peu d'inconvénient. — Les bains de gaz prolongés peuvent exciter le système génital et congestionner les grands organes ; l'isolement de la tête est de rigueur.

L'ensemble du traitement est stimulant des fonctions circulatoires et nerveuses. Le Ferdinand imprudemment administré produit, outre l'ivresse carbonique des gazeuses fortes, le catarrhe gastrique. J'ai été témoin d'un cas de gastrite assez franche qui ne céda qu'aux sangsues à l'épigastre. J'ai cité, dans ma brochure 1869, des cas de congestions pulmonaires et encéphaliques. Il est question d'un cas de manie temporaire, où le malade errait dans les bois. Ce genre d'accidents s'annonce par l'agitation nerveuse, l'irascibilité, la constriction aux tempes et à la nuque, l'oppression, une toux sèche, puis la fièvre et l'insomnie.

Mêmes discussions entre les médecins qu'à Carlsbad, sur la fièvre thermale et les crises. Tout cela a été relégué dans les vieilles panoplies. Cependant Heidler nous montre des hypocondres et des mélancoliques guéris après des selles jaunes ou albumineuses ou poisseuses ; parfois après un traitement de 2-3 mois. Une hépatite se résout par une masse glutineuse dans les fèces.

Le régime, sans avoir la rigueur et l'importance de celui de Carlsbad, n'en diffère que peu ; il est spécial dans l'obésité.

Indications. — Nous nous bornerons aux principales laissant de côté la trop longue série de certaines brochures.

Le type des clients est un peu différent de celui de Carlsbad : constitution plus forte, face colorée, parfois ventre de Falstaff ; type que j'ai rencontré à Homburg, à Kissingen.

En tête se présente la pléthore abdominale, laquelle joue un si grand rôle dans la nosologie allemande ; les stases veineuses du système porte et tous les accidents congestifs qui en résultent ; les hémorroïdes compagnes habituelles de la diathèse veineuse, *gehirn hemorrhoïden* de Schönlein. Le Kreuzbr. passe pour anti-hémorroïdal ; il est plus juste de dire qu'il appelle ou régularise le molimen, qu'il diminue la masse des bourrelets et favorise les solutions critiques vers l'anus. Plusieurs médecins russes et roumains ont adopté entièrement cette théorie.

L'obésité, spécialité bien connue de M., n'est pas à vrai dire une maladie ; c'est même un élément de beauté chez les femmes d'Orient. Quoi qu'il en soit, on la traite ici par la cure dite de réduction qui con-

siste : dans le régime plus ou moins modifié de Ban-
ting, un exercice continu, des bains de vapeur; avant
tout la boisson à dose plus élevée et quelques purgatifs.

Je renvoie pour les détails à ma traduction de la
brochure du Dr Schindler 1869. Plusieurs observations
nous montrent des obèses ayant perdu en six semaines
50 à 60 livres, environ un cinquième de leur poids ;
chez quelquelques-uns il n'y eut qu'un retour partiel
de la graisse. J'ai envoyé, il y a trente ans, un jeune
médecin qui de 300 livres a été réduit à 200 en deux
saisons et qui aujourd'hui en est au même point.

J'ai pu vérifier des faits de ce genre chez des obèses,
entre autres chez des dames roumaines et levantines
(assistant chaque semaine au pesage).

L'obésité est un obstacle à la grossesse; Kisch a vu
cinq jeunes femmes devenir mères à la suite de la
réduction.

Il a été question plus haut de la théorie de Seegen
sur le sulfate de soude oxydant les hydrocarbures;
elle est discutable.

La goutte et le diabète s'associent fréquemment à
l'obésité. Carlsbad me paraît, à tous égards, préfé-
rable aux goutteux.

Nous retrouvons les indications de Carlsbad dans
les catarrhes gastro-intestinaux avec une action plus
énergique laquelle exaspérerait la gastralgie. Assez
fortes doses dans la constipation opiniâtre en évitant
l'irritation. La Wald et le Rudolph trouvent leur
emploi contre le symptôme douloureux.

Concurrence à Carlsbad pour les maladies du foie;
moins d'ictères foncés et d'engorgements volumineux.
Les cartes d'envoi des malades de Frerichs que j'avais
collectionnées portaient : hypérémie, hypertrophie,

coliques, *hepar adiposum* et souvent *plethora abdo-
minalis*. Les fièvres de Hongrie amènent des engorgements hépato-spléniques.

Chez les femmes, stases sanguines pelviennes et
exsudats. Kisch emploie un traitement combiné dans
les maladies utérines. Les bains de gaz sont utiles
dans le cas de dysménorrhées et de névralgies utéro-
ovariques, Ott en usait pour l'impuissance.

Le Carolinen et l'Ambrosius se prescrivent contre
les anémies et les névroses concomitantes. La Waldqu.
contre les maladies de l'arbre aérien; mais le climat
est un obstacle. Une de mes clientes passa dans son
lit la moitié de la saison. Le Rudolph contre les
accidents réno-vésicaux; le professeur Dietl le com-
parait à l'eau de *Krynica* en Galicie. Analogie avec
Wildungen, Pougues.

Les affections cardiaques, autrefois exclues du traitement, ont pris une place importante, innovation
commune à nombre de grands bains allemands, et la
mode, nous le dirons, a exagéré cette tendance nouvelle. La médication tant interne qu'externe s'adresse
aux cœurs chargés de graisses et aux troubles circulatoires qui en sont la conséquence; à l'hypertrophie de
l'organe chez les pléthoriques abdominaux; aux
désordres qui s'y manifestent dans la diathèse gout-
teuse; aux névroses et aux palpitations survenant à la
ménopause. La proportion de ces diverses affections
du cœur, à l'exemple de Nauheim, augmente tous les
ans. L'action réflexe des bains stimulants relève l'é-
nergie de l'organe central, ce dont témoigne le retour
du pouls à la normale. L'action cathartique de la
boisson est un puissant dérivatif. Si l'on recher-
che la cause rationnelle de l'effet thérapeutique, on

voit que ce traitement se lie à celui de l'obésité (1).

Les bains de boue sont un puissant résolutif des arthrites chroniques ; j'en ai vu un exemple remarquable chez le général Todleben qui a bien voulu me laisser prendre son observation. Je l'ai rapportée dans ma brochure de 1869. Le succès fit un certain bruit.

Il est certain que M. se rapproche de la ville d'eaux précédente et qu'elle justifie le nom de Carlsbad refroidi. C'est Vals par rapport à Vichy. Les sources chaudes ont une supériorité indéniable sur les froides de même constitution. Cette réserve faite, il est juste de reconnaître qu'il y a ici plus de gaz, une minéralisation plus puissante, des boues plus résolutives : une source bien plus riche en fer. Enfin un pays plus pittoresque, un climat plus tonique.

Königswart. — Sur la ligne de Pilsen-Eger, 8 kil. avant M. La promenade à pied vaut la peine à travers les bois et les étangs du parc Metternich ; les cerfs et les chevreuils y bondissent. Le château contient une jolie collection de roches.

Ce bain date de 1862. Le Kurhauss se voit de loin et la situation est agréable au pied d'une montagne boisée, qui protège du N.-E. Au S. est le *Frauenberg* du

(1) Kisch vient de publier une brochure intitulée *das Mestfett-herz*. Il donne quelques observations d'accumulation graisseuse vers le péricarde, le ventricule droit et d'infiltration dans le myocarde. Ces amas adipeux sont plus fréquents à l'âge mûr, à la ménopause, mais l'enfance n'en est pas exempte.

Plusieurs croquis donnent l'idée de ces phénomènes et représentent les anomalies de la circulation cardiaque, *delirium cordis*, causes de mort subite.

Dans la première période, la guérison n'est pas rare. Le traitement classique de l'obésité à Marienbad est mis en œuvre avec prudence, puisque le cœur est en jeu.

Böhmerwald, alt. 725; climat frais. Selon Steinmann, le granite et le calcaire de montagne sont la base du sol. En plus la serpentine, le basalte et les gîtes métallifères.

Les sources sortent au contact du granite et de l'amphibole. La principale *Victorquelle* pétille vivement rougissant le papier bleu. J'ai trouvé 9°5, CO_2 libre, 1.200 c. cubes ; bicarb. de fer 0,08 à 0,10 ; bicarb. divers 1 gram.

Boisson, bains très gazeux, Moorbäder ; douches vaginales au bain ; chloro-anémies, maladies sexuelles. Nachcur après Marienbad.

FRANZENSBAD

Ligne Hof-Eger, à 4 kil. 5 de cette ville. A 6 heures de Vienne, 7 de Dresde, 8 de Berlin.

Les eaux furent longtemps connues sous le nom d'*Egra* et de même le sel. La ville a encore sa maison de bains à Franzensbad et son moorlager. Jusqu'à la fin du xviiie siècle il n'était question que des eaux d'Eger (1).

Il est bien question dans les auteurs des anciennes sources *Schlada* ; mais ce n'est qu'en 1793 que François II donna son nom à la station et que s'ouvre la Kaiser strasse où se dresse son monument. Le Dr Adler peut passer pour un créateur.

(1) Eger, sur la rivière de ce nom, est une ville de 20.000 h., qui a son cachet avec ses maisons à pignons et son château surmonté d'une tour carlovingienne en pierres basaltiques. Dans le *Stadthauss* se voient les portraits des Hapsbourgs, un tableau du siège de la ville par les Français 1741 et la chambre du meurtre de Wallenstein.

Franzensbad est donc une ville d'eaux moderne comme Marienbad dont elle a imité la marche en avant. Elle est bien bâtie, percée de rues larges et droites, entourée de parcs et de villas.

Bons hôtels parmi lesquels Belvédère, Bellevue ; la maison Loïmann m'a laissé bon souvenir. Plusieurs milliers de chambres pour les étrangers. Restaurants au Kursaal et dans les hôtels. Grand casino municipal, théâtre, concerts.

La Curliste, déjà bien nourrie il y a 30 ans, dépasse 10.000 p., toujours peu de Français. — Médecins une trentaine. — Curtaxe 1re classe 20 kr. ; musique 10. — Exportations 400.000 bouteilles outre le sel et la boue sèche.

Climat. — Alt. 450 m., P. 723 mm. L'Egerthal est un plateau ondulé entouré de montagnes boisées. Nous retrouvons an N. l'Erzgebirge, au S. le Böhmer- warld et le Fichtelge faisant ceinture. La vallée est très ensoleillée, la journée d'été chaude et les chan- gements brusques par les vents de montagne ; le S.-O. domine. — Moyenne 7°,5, environ 1 au-dessus de Marienbad ; été 15°. En 1869 pendant la 2e semaine de septembre le temps fut beau et chaud, ensuite pluvieux et frais.

Le Kammerbühl, éminence conique à 1 demi-lieue, but de promenade, a été l'objet de discussions ; on a voulu y voir un volcan éteint. Ce qui nous intéresse avant tout, c'est la prairie marécageuse.

Moorlager. — Trait caractéristique du sol ; la prairie a 4 kilomètres de long sur 1 de large ; bassin un peu concave de 4 à 5 mètres de profondeur où le sol spongieux résonne sous les pas. L'humus, le sable et l'argile sont étagés par couches sur un fond granitique ;

dans la saison des pluies, retenues par l'argile, elles forment un marécage où s'enfoncent les bestiaux. Les sels sodiques et ferriques apparaissent en dépôts, *auswitterungen*.

La terre de la prairie est enlevée par mottes cubiques et les vides ainsi formés se remplissent d'un liquide acide qui laisse des dépôts terreux et ocreux, j'ai vu un de ces bassins, de grande dimension, se remplir en 24 heures. Des sources gazeuses pétillent et dégagent en même temps de l'hydrogène sulfuré et carboné.

La terre est d'un brun clair, jaunâtre, d'une odeur sulfureuse et marémateuse, d'un goût acide, astringent, salé. Elle est imprégnée de fragments végétaux (mousses, équisétacées, joncées, graminées, cypéracées); d'écorces de pins, de bouleaux, de quelques troncs d'arbres. En outre, des pyrites martiales et des oxydes de fer disposés en aiguilles entre-croisées.

La tourbe se forme ainsi dans des conditions favorables, sous le climat du Nord de l'Allemagne, de produits acides résultant de l'action chimique, *verwesung*.

La terre, l'hiver, à l'air s'oxyde, le soufre disparaît et les sulfures de fer deviennent des sulfates; c'est la boue la plus riche en sulfates de fer acides. Les sels solubles remplacent les insolubles; les acides formiques et acétiques viennent de la matière organique. En un mot, les matériaux solubles passent de 5 à 25 %. Peu de silice.

La *moorerde*, devenue noire et desséchée, est pulvérisée au moulin et prête à employer. Elle est trempée d'eau minérale dans des cuves et chauffée à la vapeur jusqu'à l'ébullition; par un jeu de soupape elle coule dans les baignoires à roulettes; enfin elle est malaxée dans l'eau minérale froide pour arriver au degré voulu. Ainsi préparée, elle est semi-liquide, noire, onctueuse.

Sources. — On en compte une douzaine, les principales ayant leurs pavillons et leurs colonnades. La *Franzen qu.* auprès du pavillon de la musique est d'un bel effet par son dôme et ses colonnes blanches. La *Salz* et la *Wiesen qu.* sont aux extrémités d'une galerie fermée de 150 m. de long, beau promenoir en temps de pluie. La source *Louise* est très abondante. La source *Loïmann* notablement ferrugineuse.

À l'exception de la Salz. qu. peu ferrugineuse et de la Stahl. qu. peu minéralisée, toutes ont une composition presque semblable : temp. 10-12°. Gaz CO_2 jusqu'à 1 volume 1/2, sels environ 6 gram. dont sulfate de soude 3, bicarb. de soude 1 gram., chl. de sodium 1,20, bicarb. ferreux jusqu'à 0,08 ; peu de sels terreux, quelques-unes ont une minéralisation moitié moindre.

Elles rentrent dans la classe des alcalines-salines, ferrugineuses, type général de la Bohême ; plus voisines de Marienbad que de Carlsbad, car elles ne sont point thermales.

Le sel d'Egra est obtenu en dissolvant les efflorescences salines et en clarifiant, puis en laissant cristalliser.

En vue de remplacer la boue, un pharmacien a préparé un sel plus actif, *eisen moor salz*, lequel, suivant analyse de Rochleder, contiendrait une forte quantité de sulfates de soude et de fer et 1/1000 de SO_3 libre. 1 kil. pour un bain.

Bains. — Il est peu de stations aussi bien pourvues et cela depuis de longues années. La ville d'Eger possède un établissement à elle. Parmi les anciens, ceux de *Loïmann* et de *Cartellieri*. Le premier, grand édifice à galerie moresque, qui avait des cabinets d'une dimension extraordinaire dont quelques-uns luxueux, a été encore agrandi. Le second est d'une construction soignée et se distingue par son perron et ses vastes couloirs. Le *Kaiserbad*, plus moderne et surmonté d'un dôme imposant, offre toutes les ressources de la balnéation. Il y a, de plus, un petit bâtiment pour bain de gaz.

Ces bains mériteraient bien une description, mais qui nous entraînerait trop loin. Nous ne faisons qu'indiquer les hospices et l'hôpital saxon.

Il suffira de rappeler qu'il y a en tout 460 cabinets ; que le service se distingue par la régularité et la propreté ; que le chauffage dans les baignoires s'opère par la méthode Schwarz introduite sur l'initiative de Loïmann, ou par les tuyaux en spirale de Reitnitz, quelqufois encore par l'ancien procédé Pfriem ; que dans les baignoires à gaz, l'écoulement pratiqué à un niveau constant met le malade à l'abri de l'asphyxie. Nous avons dit un mot des bains de boue de plus en plus en faveur. Au Kaiserbad se donnent les bains turcs, russes, électriques et les diverses douches d'hydrothérapie.

La cure ne diffère pas sensiblement des précédentes, pour la boisson et les bains ; on boit le matin de 6 heures à 9 heures et assez souvent à 4 heures après midi. Bon nombre de buveurs demandent de l'eau chauffée, ce qui évite les vertiges et l'ivresse carbonique.

Mêmes effets que précédemment sur les fonctions de l'économie ; mêmes précautions à prendre dans la direction du traitement. Les bains de boue ne conviennent pas aux congestifs ; ils produisent l'irritation cutanée et la poussée *Ausschlag*. Quant à l'oppression en entrant dans le liquide boueux, elle est passagère et sans danger.

La médication est moins laxative et plus tonique que dans les stations précédentes ; du reste le régime n'est plus le même, il est plutôt reconstituant. Voici ce que dit la *Gazette de Vienne : Die Franzensbad quellen Kraftigen, Starken ohne zu reizen und losen auf ohne zu Schwachen.*

Indications. — Le type des baigneurs de F. se dessine aux tables d'hôte ; c'est le même que j'avais observé à Schwalbach : prédominance du sexe féminin et des visages pâles.

État général atonique, suite de mauvaise hygiène, de maladies graves ou prolongées, fièvres, scorbut, etc. Débilité générale par des sueurs profuses, diarrhées, hémorragies, suppurations ; dépression par causes morales.

Chlorose et anémies résultant des causes précédentes ; accompagnées de troubles nerveux, gastralgie, dyspnée, palpitations.

Ces états réclament l'emploi des sources les plus riches en fer, sans rechercher l'action laxative. De plus les bains fortement gazeux procédé Schwarz et la boue. J'ai vu quelques malades très anémiés qui avaient, en un mois, repris forces et bonne couleur. L'anémie est-elle ancienne et profonde, le traitement demande six semaines ou deux mois, interrompu au besoin ; inutile d'ajouter que la viande et le vin entrent largement dans le régime.

Les maladies utérines forment une partie notable de la clientèle. A signaler : la leucorrhée, les hémorragies dites passives, le prolapsus utérin, le relâchement des parois pelviennes, les exsudats. Alors les bains et les cataplasmes de boues sont de bons résolutifs.

Les névroses demandent des bains plus tempérés et le concours de l'hydrothérapie ; certaines névralgies des bains plus chauds. Les bains et les applications locales de boue encore plus chauds comptent des succès dans la sciatique et les paraplégies ; ils sont dangereux dans les paralysies d'origine centrale ; Cartellieri insistait sur ce point.

Il a été question plus haut de l'emploi des boues dans les lésions articulaires chroniques.

Pléthore abdominale et catarrhes gastro-intestinaux *Nachcur* après Carlsbad et Marienbad.

TEPLITZ-SCHÖNAU

De Prague voie ferrée par Aussig ou par Dux. A 50 kilomètres de Dresde, à 5 ou 6 heures de Berlin, à 10 heures de Vienne et de Munich dans une vallée bien ouverte entre Erz et Mittelgebirge.

Histoire. — Kratzmann l'a tracée dans son livre : il est toujours question des Boïens, et même le nom de Teplitz aurait une origine celtique. Les fouilles de 1879 ont fait retrouver un béton romain et déjà des médailles romaines avaient été retirées de la source. La légende de la truie se plongeant dans un bourbier d'eau chaude remonte à 762, origine de onze siècles et demi, sans contredit le bain le plus ancien de Bohême.

Au XIIe siècle le couvent des Bénédictins saccagé

par les Hussites. La piscine de Frauenbad, de style oriental, remonte à trois ou quatre siècles. A Schönau le bain n'était qu'un marais en plein air hanté par les serpents *Schlangenbad*. Le duc de Rohan fit construire une maison de bois. C'est à la famille Clary Aldringen que l'on doit les principaux édifices balnéaires. Schmelkes inaugura les bains de boue 1835.

La ville actuelle a des hôtels nombreux, des restaurants, un kursalon, un théâtre depuis 1874 ; le Kurgarten central et le petit parc de Schönau ; le parc du château que le prince Clary ouvre aux étrangers.

La ville se voit bien de la hauteur *Königshöhe*. De la terrasse de *Wilhelmshöhe*, une heure de montée, apparaissent les cônes du Mittelgebirge ; le *Milleschauer* dépasse 800 mètres (1).

Teplitz est une ville de 25.000 h., commerçante, animée. La Curliste accusait déjà 9.000 p. en 1860 ; en 1875, 12.000 ; en 1902, 29.000. Ajoutons qu'il y a plus de la moitié de touristes ; plus de 1.000 malades appartiennent aux hôpitaux. Les Kurgäste sont presque tous Autrichiens et Allemands ; à peine quelques Français égarés. — Une trentaine de médecins. — Curtax 18 kr. après une semaine.

Climat et sol. — Un peu plus au N., mais la hauteur n'est que de 220 mètres. La vallée N. E.-S. O. est large de 10 kil., d'une grande fertilité, abonde en légumes et fruits sucrés. Moyenne 9-10°. Climat doux, un peu mou. A mi-septembre j'ai noté des jours très chauds ; la pluie par vent O. L'hiver est adouci par la

(1) Un chemin électrique conduit aux superbes bois d'*Eichwald*. Une heure de voiture pour Kulm, célèbre champ de bataille où le désastre de Vandamme commença la ruine de Napoléon, 1813. On y voit les pyramides prussienne et autrichienne et la pyramide russe aux quatre lions.

nappe chaude ; la cure d'hiver est possible. La saison d'été se prolonge. Le climat est donc autre que celui des villes précédentes.

Au-dessous des alluvions de la plaine sont les lignites, *braunkohlen formation*. La craie apparaît en plusieurs points. La base du terrain est le gneiss et le granite. Au Schlossberg les roches éruptives basalte, phonolithe. Le porphyre rouge, *felsit porphyr*, se relie à la masse de l'Erzgebirge.

Sources. — Elles sortent de la roche porphyrique disloquée par éruptions tertiaires ; sur deux lignes, d'après Reuss : l'une dans l'axe de la vallée, l'autre perpendiculaire ; au croisement serait l'émergence principale.

L'histoire détaillée aurait un grand intérêt au point de vue géologique. Balbin nous raconte que la grande source tarit subitement ; Troschel, qu'en 1720 elle projeta une masse de pierres. En 1755, au tremblement de Lisbonne, elle fait entendre des bruits sourds, s'arrête et, plus tard, inonde la ville en un retour impétueux, couvrant le sol de bouc ocreuse. Il n'y eut rien à Schönau. En 1879 des travaux à Dux amenèrent l'irruption de l'eau thermale dans les mines et une baisse de niveau des sources.

Les sources sont nombreuses à Teplitz et à Schönau : la principale *hauptquelle* sort d'un gouffre dans le porphyre ; j'ai pu l'examiner en faisant desceller la grosse pierre qui la couvre et j'ai trouvé 47°,5.

Les caractères généraux sont les suivants : eau claire, d'un reflet bleu dans les bassins, peu gazeuse et laissant échapper de grosses bulles d'azote ; peu sapide, accidentellement sulfureuse et laissant de petits dépôts ocreux siliceux.

L'analyse, faite par plusieurs auteurs anciens, Berzélius, Ficinus, Wrany et, plus récemment, par Gintl, 1879 et Liebreich 1897, ne présente pas de discordances importantes.

La température est entre 28 et 47°, sources tièdes et chaudes; le débit environ 2.500 m. cubes; sous ce rapport quelques divergences. La somme des éléments est un peu plus élevée dans le tableau de Liebreich 0,73 au lieu de 0,65. Le carb. de soude fait un peu plus de la moitié 0,42; les autres sels que nous trouvions dans les eaux de Bohême n'y sont qu'en proportion faible et les 7 centig. de carb. calcaire n'expliquent pas les fortes incrustations des tuyaux du Neubad.

La boue, selon Rochleder, se compose de sable porphyrique, d'argile, de fer et de divers sels. Elle n'a pas la même importance que les autres boues.

Bien que Teplitz rentre dans les types précédents, nous devons, à cause de sa faible teneur en sels, le classer parmi les thermales simples, *acratothermen*.

Bains. — Peu de stations thermales sont aussi bien pourvues; plusieurs sont la propriété du prince Clary et plusieurs logent les étrangers. Nous citerons : le *Neubad*, petit mais élégant; le *Stadtbad*, où est le cabinet impérial; le *Herrenhauss*, où le cube des cabinets dépasse 60 m.; le *Fürsten* et le *Stephansbad*, dont les filets naissants d'un fond de sable rappellent Wildbad; enfin le *Frauenbad* de construction orientale et le *Schlangenbad*.

Le *Kaiserbad* est le plus nouveau ; je l'ai vu construire en 1869 : style Renaissance ; grande salle d'attente, cabinets doubles. En 1878 un bain froid de natation *Schwimschule* a été inauguré près de Schönau, dans le Turner park.

En tout, on dispose de plus de 200 cabinets dont quelques bains de famille et de plusieurs piscines.

Hôpitaux civils et militaires : *John's* pour les étrangers ; hôpitaux militaires autrichien, prussien, saxon. Preuve de l'importance que les divers gouvernements attachent aux vertus curatives de Teplitz.

La cure. — Löschner préconisait la boisson ; elle n'est qu'accessoire. Aujourd'hui l'eau gazéifiée est l'objet d'une exportation d'un million et demi de bouteilles. A la Trinkhalle se débitent les eaux de Bohême, de Kissingen, Vichy, etc. ; sels purgatifs, lait, molke.

La balnéation est la chose principale. Dans la première moitié du xviii° siècle, les bains de piscine très chauds étaient en honneur ainsi que ceux des maisons particulières. Maintenant la classe aisée les fréquente moins. En 1837, Granville fait un grand éloge des établissements qu'il trouve supérieurs aux autres d'Allemagne ; il parle des émissions sanguines au début du traitement. Après lui, Rotureau nous apprend qu'à Schönau on se met en branle à 3 heures du matin.

L'eau est élevée par l'électricité au lieu de pompes et les infirmes sont descendus dans le bain au moyen d'appareils ; ce sont là des améliorations. Cette eau, en général trop chaude, se refroidit dans des réservoirs ; non d'une façon constante, car j'ai trouvé des différences de 4 à 5° suivant l'extérieur.

Les bains tempérés vers 35° sont les plus suivis ; certaines piscines jusqu'à 40 et même 42° que j'ai notés à Frauenbad. Durée de 15' à 1 heure, rarement au delà. Les demi-bains un peu plus chauds comme au Mont Dore.

Les bains chauds produisent leurs effets habituels : sur la peau rougeur, diaphorèse, parfois poussée érythémateuse; céphalalgie, vertiges, syncopes que j'ai notées à Frauenbad; état gastrique, fièvre, etc. Les bains tempérés seraient plutôt sédatifs. En ce qui me concerne, une série de 35 à 36° me mettait dans un état de langueur et de somnolence. Quelle différence avec Gastein et faut-il, comme J. Braun, invoquer l'altitude!

Indications. — Impossible de les mentionner toutes; la littérature médicale est si riche à ce sujet! Rappellerons-nous l'enthousiasme de Hufeland : « *Teplitz mäche die tauben hörend, die blinden sehend, die lahmen gehend.* » Ceci passe les bornes.

Le rhumatisme et la goutte tout d'abord. Berthold rapporte une guérison de rhumatisme articulaire subaigu après suppression d'une sueur des pieds. S'il y a endocardite ou péricardite légère, le bain tempéré est utile. De même pour le rhumatisme nerveux viscéral. La forme monoarthritique rebelle demande plusieurs semaines de bains chauds et de cataplasmes de boue (Rezeck, 1876).

La légende de Mitis a laissé une tradition pour la goutte; Richter comptait un tiers de goutteux dans sa clientèle; Mendelsohn les envoyait volontiers. Seegen ne pensait pas qu'il y eût là une médication diathésique. D'ailleurs il est d'usage de faire boire Vichy ou Carlsbad. Pendant la cure peut survenir un retour d'accès, mais après plusieurs saisons, ils vont s'atténuant.

Les succès sont remarquables dans les nodus, les tophus et en général les exsudats arthritiques; de plus, les pseudo-ankyloses et troubles de la motilité.

Les maladies du système nerveux ont été le thème de bonnes monographies : *T. gegen neuralgien, gegen lähmungen* (Schmelkes). Nous avons dit que les bains tempérés étaient sédatifs, surtout à Schönau. Ceci est pour les névroses, les névralgies, les crampes, contractures.

Quant aux paralysies en si grand nombre ici, il ne les faut ni trop anciennes ni trop étendues ; en outre, il est bon de s'assurer de l'état de la sensibilité électro-musculaire, afin que les actions réflexes puissent s'exercer. Paralysies idiopathiques, par intoxications de cause organique ou métallique. Les paralysies hystériques cèdent assez vite ; les paralysies rhumatismales aussi, mais avec bains et douches chaudes, massage, électricité. S'agit-il de paralysies centrales, les auteurs varient de 2 à 8 mois d'attente après l'attaque. Quant aux tabes, plus souvent contre-indication.

Les blessures de guerre ont une large place dans cette clinique. Il y en eut un grand nombre après 1813-1814 et après Sadowa. Généralement une saison longue de bains tempérés ; Richter donna jusqu'à 80 bains. L'élimination des corps étrangers, balles et fragments d'étoffes, séquestres est très favorisée et la suppuration devient louable. Mêmes effets dans les fractures comminutives. Résolution des exsudats et disparition des paraplégies.

Karmin, notre correspondant, a publié plusieurs mémoires sur les résultats du traitement combiné avec l'électricité ; courant continu de Remak. La presse médicale de Vienne a fait paraître quelques articles sur ce sujet .

Il résulte de cet exposé que Teplitz mérite une place honorable dans le groupe de Bohême, mais une place à part.

Bilin. — Chemin de fer depuis 1874. — De Teplitz

14 kilom. — Ville de 8.000 h. où l'on trouve des hôtels ; entourée d'une campagne fertile labourée par de gros bœufs et pleine d'arbres fruitiers ; pommiers comme en Normandie ; cette récolte se faisait au 15 septembre.

Les sources sont à 1 kilom. Les principales, *Joseph* et *Carolinen*, sont abritées par des pavillons à colonnes. Elles sortent du gneiss et dans leur voisinage se voit de loin le fameux rocher de phonolithe, *Böhmischer Löwe*, qui ressemble un peu à la dent de Montserrat en Espagne.

L'eau froide 11° pétille vivement avec un débit qui m'a paru abondant ; son goût alcalino-salin n'est pas désagréable et je me suis assuré qu'elle noircissait le vin et rougissait le papier bleu.

Les analyses ne sont pas entièrement concordantes sans qu'il y ait des divergences notables : gaz CO^2 1V.1/4 ; sels 5 à 6 grammes ; bicarb. de soude 3 à 3,5 ; bicarb. terreux 0,5 à 0,6 ; sulfate de soude 0,5 ; chl. de sodium 0,4.

Donc Bilin, tout en rentrant dans le type de Bohême, s'en distingue par l'alcalinité plus franche et mérite le nom d'alcaline. J'ai vu qu'on y ajoutait du sulfate de soude sans doute pour imiter Carlsbad.

Il existe un kurhauss, un établissement d'hydrothérapie et des bâtiments d'exploitation. L'exportation est le revenu principal ; déjà il y a 30 ans elle s'élevait à un demi-million de bouteilles.

Il y a longtemps que les gens du pays y viennent boire pour les gravelles et maladies du tube digestif. Löschner en a dit beaucoup de bien et Seegen l'ordonnait à ses diabétiques.

EAUX AMÈRES

Les bitterwässer de Bohême qui ont eu leur grande vogue même en France sont, actuellement, délaissés au profit de ceux de Hongrie dont il est fait mention plus haut.

Püllna. — Ligne Carlsbad-Eger, à 1 heure de Brux, ville importante par son commerce, ses mines de houille ; curieuse par son vieux château et son Rathauss XVIᵉ siècle. L'eau de Püllna, vantée par Hufeland, Osann, Löschner, eut longtemps un heureux destin entre les mains de la famille Ulbrich, braves gens que j'ai connus.

Reuss décrit cette plaine et la prairie des sources : dépression en creux au pied du Mittelgebirge ; au-dessous de l'humus marnes jusqu'à la couche carbonifère bleue ; les éruptions de roches tertiaires habituelles de Bohême ont laissé dans les marnes leurs débris de silicates alcalins, d'olivine, etc. Il y a aussi des fragments de gypse, de calcaire, d'aragonite, des pyrites. Struve estime à 44 $^0/_0$ la quantité de basalte altéré. Nous avons dit plus haut quel était le procédé d'oxydation et d'altération produisant les sulfates alcalino-terreux. La surface se couvre, en temps sec, d'efflorescences salines blanchâtres comme celles que j'ai recueillies au lac d'Agnano. Les pluies baignent les marnes salifères et en dissolvent les sels.

Les puits sont creusés à quelques mètres de fond et sont exploités d'avril à octobre après vérification par l'aréomètre ; puis le liquide se clarifie en tonneaux ; il se trouve ainsi presque dépourvu de gaz.

Les analyses varient suivant les variations du

soluté : Struve et Ficinus indiquent SO^3NaO 16, SO^3MgO 12 et plus de 2 gram. de Chl. Mg. Pour ma part, je n'ai jamais trouvé le même résidu sec sur des bouteilles prises à diverses époques ; il variait entre 22 et 28.

A *Saidschütz*, très voisin, les puits sont plus profonds, l'eau plus magnésienne, ce qui est en rapport avec la présence de l'olivine.

A *Sedlitz*, sur 10 gram., il y en a 13 à 14 de sulfate magnésien.

L'analogie est grande avec les amères hongroises au point de vue de l'origine et de la composition. Ces dernières sont plus riches en sels purgatifs et par conséquent plus actives.

Birmenstorf sur 30 gram. en a un tiers de sulf. magnésien.

Les bitters d'Allemagne sont surtout chlorurés, ce qui les rend plus irritants ; nous l'avons dit plus haut.

Nous ne pouvons passer sous silence deux stations peu connues, citées par les auteurs à cause de leur minéralisation exceptionnelle :

Luhatschowitz. — En Moravie, pente des Carpathes ; à 1 h. 1/2 de voiture de la station de chemin de fer. Alt. 500 m. ; bois de sapins. Assez bonne installation.

Plusieurs sources dont *Luisen*, la plus forte ; gazeuse, temp. 7°5. Minéralisation 13,25 ; bicarb. de soude 6,75, bicarb. terreux 0,95 ; chlorures 4,5 et bromo-iodures.

Traitement par la boisson, bains et inhalations de pointes de pin.

Indications des alcalines chlorurées.

Szcawnicza. — En Galicie, dans une vallée pente N. des Carpathes, assez loin du chemin de fer. En 1880 elle reçut 2 à 3.000 p. Alt. 5-600 m.; air des montagnes.

Plusieurs sources, temp. moyenne 10°; CO_2 jusqu'à 1 V. La principale, la Madeleine, a 15 gram. de sels dont bicarb. de soude 8,4, bicarb. terreux plus de 1,50; chlorures 4,7

Boisson, bains ; cure de petit-lait et de koumys.

Ces deux eaux sont remarquables par la proportion de carb. alcalins, ce qui les rapproche de Vals. Elles sont, en réalité, plus voisines de Tarasp. Quant aux sources de Bohême, le sulfate de soude fait la différence.

Elles méritent le nom d'alcalines terreuses, salées, *alkalische, erdige muriatische.*

Nouvel exemple de la complexité des éléments.

Si elles étaient en Bohême et d'un accès plus facile, elles auraient l'importance de Marienbad.

CONCLUSIONS

L'histoire de l'Autriche explique la diversité de races, de langages et de coutumes.

Sa situation au centre de l'Europe est privilégiée au point de vue des communications internationales.

Climats de montagne et de plaine; climats du Nord et du Sud; climats extrêmes continentaux d'où les séjours d'hiver et d'été. .

Sol fertile et série presque complète des terrains

géologiques ; gîtes métallifères variés, montagnes de sel et lacs salés ; roches éruptives tertiaires.

Peu de bains de mer et beaucoup d'eaux thermo-minérales, à température parfois très haute, à débits d'une abondance rare ; en général gazeuses.

Bien que toutes les classes y soient représentées, le classement chimique nous a paru impraticable à cause du grand nombre d'éléments dans une même source. L'ordre géographique nous a permis de former quelques groupes naturels.

Par exemple : les thermales simples naissent souvent des roches granitiques, cristallines ou paléozoïques des grandes chaînes ; les sulfureuses et les ferrugineuses abondent aux Carpathes ; les salées dans les régions du sel ; les alcalines mixtes en Bohême, aux Carpathes ; les bitters en Hongrie, en Bohême.

La Bohême et les Carpathes sont pleines de roches éruptives tertiaires en connexion avec les alcalines mixtes. Les bitters ne sont que des nappes aqueuses minéralisées par lixiviation.

Voulons-nous comparer ? Les sulfureuses d'Autriche, supérieures à celles d'Allemagne, sont inférieures à celles des Pyrénées (à cause de l'association du soufre et du sel) ; les alcalines sont plus puissantes que celles d'Allemagne, moins pures que les nôtres comme alcalinité. Pour la cure purgative, la Bohême tient le premier rang en Europe ; la Hongrie, pour les eaux amères d'exportation. Nous avons signalé l'infériorité des bitters chlorurés d'Allemagne.

L'installation des grandes villes thermales d'Autriche laisse peu à désirer. La Hongrie a fait de grands progrès. Les prix, autrefois très doux, ont augmenté pour les taxes de cure, bains, hôtels, etc. Le nombre des visiteurs augmente tous les ans. Il est clair que tout les attire : agréments du séjour, administration intelligente, avant tout bon accueil. Les Viennois ont l'urbanité parisienne, avec cette nuance de douceur que j'ai rencontrée presque partout en Autriche.

TABLE DES MATIÈRES

PARIS. — IMPRIMERIE F. LEVÉ, RUE CASSETTE, 17.